EFFETS
DU
SOMMEIL ET DE LA VEILLE
DANS LE TRAITEMENT
DES MALADIES EXTERNES;

MÉMOIRE couronné à l'Académie de Chirurgie à Paris, en 1781 (*v. s.*)

Somnus, vigilia, utraque si modum excesserint, morbus. Hippocrat. aph. 3, sect. 2.

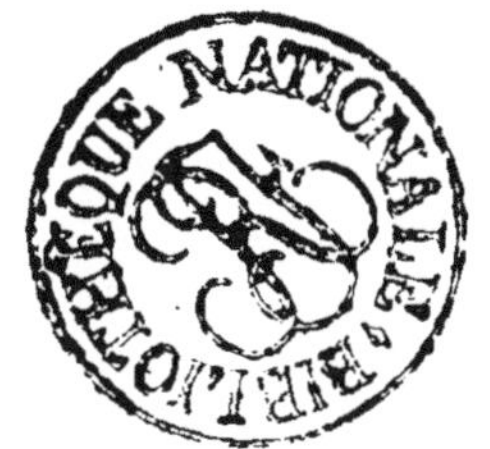

A PARIS,

Chez AMAND KOENIG, Libraire, quai des Augustins, nr. 18.

ET A STRASBOURG,

Chez le même, rue du Dôme, nr. 26.

VI. 1798.

MÉMOIRE

SUR

LES EFFETS DU SOMMEIL ET DE LA VEILLE

Dans le traitement des Maladies externes.

IL paraît peut-être inutile d'établir des règles particulières concernant le sommeil et la veille dans le traitement des maladies; cependant l'académie a pensé que le fruit d'une direction raisonnée, relative au besoin de chaque individu et à son état de maladie, ne pouvait pas plus être un sujet de doute que ce qui concerne les règles diététiques, et les autres choses nommées *non-naturelles*.

Cette matière (sur le sommeil et la veille) quelque ingrate qu'elle paraisse d'abord, pour peu qu'elle soit approfondie, devient bientôt féconde, intéressante, et engage dans de grands détails.

Par exemple, n'est-il pas important de connaître les effets du sommeil et de la veille, soit en santé, soit en maladie; d'en déterminer les limites relativement à l'âge, aux tempéramens, à leur disposition présente, à la saison, etc. et de prendre les précautions nécessaires pour en assurer le succès dans la cure des maladies?

Doit-on ignorer les moyens que l'art fournit pour favoriser ou procurer à propos le sommeil, pour exciter ou soutenir la veille? Parmi ces moyens, qui sont très-différens les uns des autres, et qui paraissent contradictoires, n'y a-t-il pas un choix à faire relativement aux causes de la veille et du sommeil (considérés comme symptômes dans les maladies), et à la diversité des cas et des circonstances?

Quels dangers ne résulteraient-ils pas si, dans une maladie inflammatoire accompagnée d'agitation, de fièvre, de douleur et d'insomnie, on ne se mettait en garde contre les mauvais effets de la veille, et si on ne s'occupait à calmer la violence des accidens qui l'entretiennent, et à procurer un repos parfait?

Et dans tels cas, croit-on qu'on emploîrait impunément les narcotiques? tandis qu'une saignée faite à propos; que les boissons délayantes, rafraîchissantes, adoucissantes et les topiques résolutifs et anodins, ou un bain de pied; que la tranquillité parfaite des sens extérieurs, et d'autrefois l'extraction d'une esquille ou d'un corps étranger, le débridement d'une aponévrose, etc. seraient plus que suffisans pour combattre la cause des insomnies, et préférables aux *narcotiques* que l'on ne doit employer qu'avec la plus grande circonspection, et quand d'ailleurs rien n'en contredit l'usage.

Les différentes indications curatives doivent être les mêmes, mais dans une direction opposée, par rapport au traitement de certaines maladies qui ont pour symptôme la propension au sommeil ou l'assoupissement profond, qu'il faut dissiper par les remèdes convenables et propres à soutenir ou à exciter la veille.

Cette légère esquisse, que nous nous proposons de développer, doit faire connaître l'importance de la question proposée par l'académie; elle présente aussi le tableau raisonné des différens détails contenus dans ce mémoire, qui sera divisé en deux parties conformément au programme, savoir :

1°. L'exposé des effets du sommeil et de la veille.

2°. Celui des indications suivant lesquelles on doit en faire usage dans la cure des maladies.

Nous nous garderons bien de rapporter tous les systèmes sur les différentes causes physiologiques du sommeil et de la veille, sur celle de leur succession alternative, ni sur la manière d'agir des différens remèdes propres au sommeil et à la veille. Ces détails, en nous jetant dans des discussions longues et minutieuses, n'éclairciraient point la question.

Il nous sera peut-être difficile de nous exempter absolument des raisonnemens systématiques, parce qu'il ne s'agit point des opérations chirurgicales, mais des secours que la médecine ajoute à ces opérations; cependant nous tâcherons que la théorie qui en résultera soit toujours fondée sur la saine physiologie et liée quelquefois avec les faits de pratique.

Nous serons forcés de temps en temps de généraliser les objets; mais ces préceptes généraux pourront être appliqués à d'autres cas, et servir de modèle dans ceux même où la diversité des indications exigerait qu'on en donnât d'autres.

PREMIÈRE PARTIE.

CHAPITRE PREMIER.

DES EFFETS DU SOMMEIL.

§. Ier. Il n'est personne qui n'ait besoin du secours puissant que le sommeil naturel, modéré, doux et tranquille procure à tous les individus ; tout ce qui respire en ressent les faveurs ; il verse dans les veines un baume délicieux et qui semble donner une nouvelle vie. Pour s'en convaincre, il suffit d'examiner ce qui se passe dans l'économie animale pendant le sommeil.

§. 2. Lorsque nous dormons, la respiration est plus forte, la circulation est plus lente, mais plus marquée et plus égale que pendant la veille. Si nous sommes bien couverts, la chaleur qui est alors plus grande produit la raréfaction, et la raréfaction est suivie d'une transpiration plus abondante ; mais ce qu'il y a de bien singulier, et cet effet est constant, c'est que les autres secrétions diminuent, parce que le sang se porte avec plus de lenteur aux émonctoires ; ainsi le mouvement des fluides étant moindre pendant le sommeil, à cause de l'inaction des muscles, ce qui doit reproduire la substance perdue par les veilles, reçoit sa dernière perfection, et les sucs nourriciers pénètrent plus intimement toutes les parties qui en ont besoin.

§. 3. Quoique les alimens fournissent de quoi rétablir ce qui se perd tous les jours de la substance du corps, cependant c'est dans le temps du sommeil que tout ce qui doit réparer ces pertes se prépare le mieux. En effet, qu'un homme lassé par des travaux pénibles, ou épuisé par des méditations profondes, prenne les meilleures nourritures ; s'il ne rétablit les forces de son corps par un doux sommeil, il le sentira s'appesantir et son esprit s'engourdira ; mais lorsqu'on a reposé et dormi autant qu'il le faut, quelle agilité ne sent-on pas dans le corps! quelle sérénité dans l'ame! quelle vivacité dans l'esprit ! C'est donc par l'influence du sommeil que les fibres recouvrent la vigueur et la flexibilité qu'une tension trop forte et trop continuée leur avait fait perdre, par ce moyen les membres sortent de la langueur, le corps se délasse et se rafraîchit.

§. 4. Si les effets d'un sommeil naturel, doux et paisible, pris aux heures convenables et proportionné au besoin d'un individu quelconque, lui sont salutaires, lorsqu'il est dans la plus brillante santé, ils doivent l'être encore plus à un malade tourmenté d'insomnie, accablé et épuisé par la maladie, puisque la guérison ne peut être commencée que par lui. Hippocrate avait espérance de la guérison de ses malades, lorsque le sommeil les soulageait; mais aussi lorsqu'il les fatiguait, il le regardait comme mortel. *Quo in morbo somnus noxam adfert lethale, quod si juvet somnus, minimè lethale.* Aph. 1, sect. 2.

§. 5. En effet, un malade a-t-il été fatigué dans le jour par les douleurs, les spasmes, les irritations, le mal-aise, les convulsions, et par la veille qui en est la suite; si le sommeil succède en diminuant l'irritation des solides, il en appaise les effets et en prévient le retour en ralentissant la violence de la circulation. Le sommeil modéré diminue la fièvre, abat le mal de tête, et éloigne le délire, dit Hippocrate. *Ubi delirium somnus sedaverit, bonum.* Aph. 2, sect. 2.

Un blessé est-il épuisé par une hémorragie, ou par une grande évacuation naturelle ; le sommeil modéré, en donnant plus de lenteur aux fluides, occasionne la pléthore, il donne une certaine consistance aux liqueurs qui les empêche de s'échapper hors de leurs vaisseaux. Aussi le sommeil qui succède à une crise, indique-t-il qu'elle est parfaite.

§. 6. Que son effet soit de réparer puissamment les forces abattues, c'est ce dont les personnes attaquées de graves maladies fournissent une preuve complète ; car elles recouvrent d'autant mieux les forces et la santé, qu'elles jouissent plus tôt de la douceur du sommeil. On peut donc regarder le sommeil à bon droit comme un rafraîchissant, un restaurant, et le meilleur des confortatifs, sur-tout lorsqu'il est naturel, ou procuré à propos par les secours de l'art; lorsqu'il est proportionné au besoin du malade, qu'il tend à détruire la maladie; et enfin si on a le soin d'écarter toutes les causes qui peuvent troubler le sommeil; car celui qui est trop court, léger ou inquiet, affaiblit, épuise et cause d'autres maladies. Enfin le sommeil bannit de l'esprit les peines et les inquiétudes; et comme dit *Ambr. Paré*: « Il fait oublier « les courroux et tristesses, et corrige le « jugement dépravé. »

§. 7. Le sommeil immodéré a des effets bien différens, soit en santé, soit pendant le traitement des maladies inflammatoires; il affaiblit l'action des fibres; il relâche le ressort des viscères et rend moins libres toutes les fonctions animales; il plonge dans la stupeur et l'engourdissement toutes les facultés du corps; il prive l'esprit lui-même de son énergie. La lenteur avec laquelle se fait alors la circulation, principalement dans les faibles conduits du cerveau, augmente encore cet engourdissement général. L'épaississement du sang s'accroît de plus en plus par le défaut de mouvement. La transpiration et les autres secrétions s'arrêtent ; on a la tête pesante, on est sans force, et l'engourdissement soporifique de tous les membres fait bientôt des progrès. C'est ainsi que le *sommeil* provoque le *sommeil*. Enfin cet état de *somnolence* profonde peut dégénérer en affection comateuse et donner naissance à beaucoup de maladies.

§. 8. PUISQUE les effets d'un sommeil trop prolongé et profond, sont le présage de plusieurs dérangemens dans la machine, ils seront encore bien plus funestes à un malade retenu au lit, et qui par cette raison ne peut se soustraire aux séduisantes, mais perfides douceurs du sommeil. Aussi a-t-on à craindre pour lui l'inertie des mouvemens, la diminution des forces, l'anxiété, le mal de tête, la bouffissure au visage, les rêves, le délire, en un mot l'extinction de la force vitale. *Longiores verò somni calefacientes colliquant carnem, et corpus diffundendo resolvunt, et imbecillum reddunt.* Hip. de victûs ratione. Cap. 10.

§. 9. QU'ON ne soit pas surpris qu'un tel sommeil (§. 7.) nuise dans la cure de la plupart des maladies inflammatoires, puisqu'on voit tous les jours qu'il fait beaucoup plus de mal que de bien aux fébricitans, dont l'état empire très-souvent par le sommeil immodéré. Les anciens, Hippocrate, Galien, Celse; et parmi les modernes, André de la Croix, Paré, Vansvieten en connoissaient bien les mauvais effets, puisqu'ils l'empêchaient dans les maladies inflammatoires, telles que l'érésipèle avec fièvre, l'esquinancie et dans les plaies de tête. Ils craignaient, avec raison, que le sommeil n'augmentât les accidens de la maladie et qu'il ne s'opposât à la résolution; car c'est une chose évidente, que les vaisseaux se gonflent pendant le sommeil, d'où s'ensuit pléthore générale, chaleur fébrile et engorgement dans la partie affectée. On peut donc donner comme un axiome sûr dans la pratique, que le sommeil qui rafraîchit ceux qui se portent bien, échauffe, (lorsqu'il est trop long) et devient nuisible aux malades attaqués de maladies inflammatoires. Cette proposition paraît au premier aspect un paradoxe; mais si l'on veut faire attention aux causes du sommeil dans l'état sain et dans ces maladies, et aux effets qui en résultent, on la saisira d'abord.

§. 10. Le sommeil vient ou par le défaut d'esprits animaux, ou par la compression qui se fait sur l'origine des nerfs. Ces deux causes concourent pour l'ordinaire dans les gens en santé. Les esprits s'épuisent par les travaux du jour, et l'on voit naître le soir cette petite fièvre dont personne n'est exempt; la tête se surcharge ordinairement plus que les autres parties; le sang commence à prendre un épaississement inflammatoire; car les veilles continuelles causent des fièvres de ce caractère, et notre machine reste incapable d'un exercice qui lui deviendrait nuisible. Le corps se livre nécessairement au repos, et c'est ce repos, qui, conjointement avec les alimens qu'on a pris, répare les pertes qui se sont faites par l'exercice; et tel homme qui était le soir dans un état maladif, pour ainsi dire, s'éveille le matin dans la meilleure santé.

§. 11. Les choses se passent bien différemment chez ceux qui sont attaqués de maladies inflammatoires avec fièvre, sur-tout quand ils se laissent aller à un sommeil profond. Celui-ci n'ôtant rien à la cause de la maladie, il ne l'affaiblit donc pas, il forme au contraire un obstacle à son heureuse terminaison ; donc il augmente la maladie : si on l'a cru autrement, c'est pour n'avoir pas bien observé. En effet, on s'est apperçu que pendant le sommeil le mouvement de la circulation se ralentit dans les personnes en santé, et qu'elles en sont rafraîchies ; on a conclu de là mal-à-propos, que l'effet du sommeil est de rafraîchir toujours et dans tous les cas, ne faisant pas attention que ce rafraîchissement vient de ce que les causes qui produisent le mouvement et la chaleur ont diminué d'énergie par l'effet du sommeil ; et pour éclaircir ce dernier point, prenons un exemple.

§. 12. Un homme est attaqué d'un érésipèle très-violent, qu'on ne peut guérir que par l'évacuation des matières bilieuses contenues dans l'estomac et les intestins, et par celle des urines à l'aide des boissons copieuses et antiphlogistiques ; il dort dans un état d'angoisse pendant six heures. La fièvre sera-t-elle plus douce à son réveil ?

Point du tout. Le mouvement péristaltique des intestins étant devenu plus lent, il s'y est fait des congestions, des engorgemens ; les matières qui s'y trouvent sont devenues plus acrimonieuses ; le malade n'a pas bu, les urines n'ont pas coulé avec autant d'abondance, ce qui n'est pas peu de chose. Les humeurs âcres qui se trouvaient dans le sang s'y sont donc arrêtées; elles sont capables par leur âcreté d'occasionner sur les solides plus d'irritation; le cœur bat avec plus de fréquence, et la fièvre devient plus forte ; d'un autre côté, le malade n'ayant pas respiré un air nouveau, la chaleur est devenue plus forte, l'alkalescence des humeurs est plus marquée à cause du défaut de boisson, etc. Par toutes ces raisons, le sommeil immodéré est donc nuisible; il s'augmente et s'entretient par la cause même qui lui a donné naissance, et donne une nouvelle intensité à la cause qui fait la maladie.

§. 13. On objectera peut-être que le sommeil rafraîchit et restaure ; qu'il est nécessaire pour réparer les forces épuisées par la maladie, et que cette réparation est indispensable. Cette objection serait fausse dans certains points, et souffrirait des difficultés dans d'autres. Il est bien vrai que le sommeil rafraîchit les personnes en santé (§. 5; 6.), en empêchant les causes qui produisent la chaleur d'agir avec autant d'intensité, et que par cette raison il répare les forces en faisant cesser les causes qui les avaient épuisées. Mais dans une maladie inflammatoire ou dans telle autre avec suppuration, c'est cette maladie même qui détruit les forces; et le sommeil immodéré ou comateux ne la diminuant pas, les agens nécessaires pour opérer cette réparation n'existent plus. Ce sommeil ne rétablit donc aucunement les forces; c'est ce qui est assez confirmé par l'expérience journalière. Il n'y a donc de seuls et vrais remèdes fortifians dans une maladie, que ceux qui la détruisent, et plus on réussit à la détruire, plus on voit les forces du malade se relever; d'où il résulte que le sommeil devient dangereux pendant la cure des maladies lorsqu'il est trop long, et qu'il s'éloigne de l'état naturel.

Pour prévenir des dangers aussi manifestes, tâchons de fixer la durée du sommeil et le temps de le prendre.

ARTICLE PREMIER.

De la durée du Sommeil, et du temps qui lui est propre.

§. 14. Ce sujet est si difficile à traiter, qu'on ne peut se flatter de donner des règles certaines sur la quantité de sommeil nécessaire à chaque individu. La nature a mis dans les tempéramens la même variété que dans les physionomies. En effet, l'âge des sujets, le sexe, la constitution, le genre de vie, le climat où ils vivent, la saison, etc. diffèrent trop pour ne pas mettre de la diversité dans la durée du sommeil.

§. 15. A cet égard, l'hygiène établit des règles et des préceptes qu'il n'est pas permis d'ignorer, puisque c'est d'après leur connaissance que nous devons en faire l'application à la pratique. Ne sait-on pas qu'à tel âge, qu'avec tel ou tel tempérament, on est plus ou moins disposé au sommeil, et qu'on doit dormir ou veiller plus ou moins long-temps? Ces préceptes établis d'après l'expérience serviront de boussole, soit pour favoriser ou exciter le sommeil dans les uns, lorsqu'il manque, soit pour l'abréger dans les autres, lorsqu'il est trop long ou contraire aux indications curatives, soit enfin pour régler la dose et le choix des remèdes somnifères, ou pour se dispenser de ceux ci, lorsqu'on peut espérer le retour du sommeil par les soins de la nature même.

§. 16. L'HYGIÈNE accorde six à sept heures de sommeil aux gens d'un âge fait, sept à huit aux jeunes gens, neuf à dix aux enfans et aux personnes d'une faible complexion; elle ajoute que les vieillards doivent à peine s'assoupir quelques momens. Il est aisé de voir que ces différentes doses de sommeil sont proportionnées aux besoins de l'économie animale; d'où il résulte, pour la pratique, que le sommeil qui excède ces bornes est dangereux dans les maladies de ces différens âges; que les veilles le sont encore plus dans celles des jeunes gens et des enfans; que vu la constitution naturelle de ceux-ci, qui les rend plus disposés au sommeil, on doit employer moins souvent les narcotiques et en moindre dose pour eux (1) que pour les vieillards, en se conformant d'ailleurs aux indications curatives.

§. 17. Il faut encore étendre ou restreindre la durée du sommeil, selon l'enchaînement des circonstances, le genre de vie et le tempérament. Plus on fatigue de corps et d'esprit, plus on a besoin de repos. Les malades qui sont d'une complexion pituiteuse et humide, où il faut dessécher, fortifier les fibres, ne doivent se livrer qu'à un sommeil court et léger; moins on dort, dit un moderne, plus le sommeil est doux et fortifie. Ceux au contraire qui sont d'un tempérament ardent et sec, où il faut relâcher et diminuer la tension des solides et la vîtesse des fluides, on doit les laisser dormir à discrétion; c'est le sentiment d'Hippocrate, *in quibus*

(1) Les enfans sont trop faibles, dit Ferrarius, pour pouvoir supporter l'opération des médicamens fort actifs; il en est de même des narcotiques qui sont contraires au tempérament des enfans, et disposent leur corps aux atteintes des maladies. Raison assez forte pour être plus circonspect sur l'emploi de ces remèdes à l'égard des enfans.

cumque morbis siccitas confert, conducit quam minimum dormire. Quibus verò humiditas confert, non debent inediam pati..... neque vigilare, et dormire quantùm volent. De affectionib. Cap. 12.

§. 18. D'APRÈS ce que nous venons de dire sur la durée du sommeil relativement à l'âge, au tempérament, etc. on voit bien l'impossibilité qu'il y a de prescrire une règle sur les besoins des malades, puisque l'un est quelquefois plus reposé après deux, trois, quatre ou cinq heures de sommeil, qu'un autre après sept, huit ou neuf heures. On ne peut donc rien établir que d'après les circonstances présentes de la maladie et de ses accidens.

§. 19. EN général, on ne doit jamais s'écarter des lois de la modération ; les marques d'un sommeil suffisant, sont l'agilité du corps, la diminution de son poids, la tête libre et dégagée, le pouls plus tranquille et la gaieté de l'esprit sans aucun penchant à un sommeil plus long. Examinons maintenant quelle est l'heure et le temps le plus favorable au sommeil.

§. 20. L'HYGIÈNE nous apprend que le temps indiqué par la nature pour dormir, est la nuit. Elle invite alors au sommeil par la température de l'air plus humide, plus froid et moins sain ; par les ténèbres, par le silence, et par l'exemple de tous les êtres vivans.

§. 21. CEPENDANT on ne peut pas toujours faire usage de cette loi à l'égard des malades. Leur sommeil est ordinairement laborieux et interrompu par les accidens de la maladie, ou par d'autres causes imprévues. Si les douleurs ont été violentes pendant la nuit ; s'il y a eu de l'agitation, de l'insomnie, il faut nécessairement saisir l'occasion favorable pour rappeler le sommeil d'un malade pendant le jour. Ce serait donc manquer de discernement et suivre une routine aveugle, que d'appliquer à la cure des maladies cette loi si connue de l'hygiène. *Per diem vigilandum, per noctem verò dormiendum : hoc est naturæ votum.*

§. 22. IL est bien vrai que l'air de la nuit n'est pas salutaire comme celui du jour, et que les malades faibles sont plus susceptibles de ses influences le soir que le matin. Conséquemment, il serait à désirer que les malades pussent consacrer au sommeil le temps où l'air est le moins sain, et celui où l'usage d'un air moins salubre leur serait plus nuisible. Il faudrait encore qu'on les couchât et qu'on les laissât dormir de bonne heure, et qu'on les éveillât ou fît lever matin, autant qu'il serait possible. Mais nous venons de dire que les circonstances ne permettaient pas toujours d'observer à l'égard des malades ces lois sages que prescrit l'hygiène.

§. 23. La seule règle dont nous pourrions tirer parti dans la pratique, ce serait celle qui défend de rester trop long-temps au lit après le premier sommeil. En effet, on voit ordinairement des malades qui se sentent très-bien au réveil d'un premier sommeil doux et profond, et qui se trouvent dans un grand mal-aise s'ils se laissent aller à un second. Cette pratique est même si bonne, que les malades sont aussi sûrs de passer bien le jour s'ils veillent ou se lèvent après ce premier sommeil, que de le passer désagréablement s'ils se livrent au second; celui-ci détruit les bons effets du premier dans lequel la nature a pris ce qui lui convient; le surplus l'accable.

§. 24. De tous les hommes, ceux à qui la méridienne est réellement contraire dans un grand nombre de cas, sont les pituiteux et les sanguins, parce que rien n'engendre mieux la pléthore. La digestion se faisant alors moins bien, le chyle qui en résulte est cru, épais, visqueux, et porte ensuite dans le sang son mauvais caractère. S'il y a du danger par ces raisons de se livrer au sommeil l'après-dînée quand on se porte bien, à plus forte raison quand on est malade, parce que c'est autant d'enlevé ou d'ajouté au sommeil de la nuit.

§. 25. En général il est nuisible de dormir l'après-dînée ; ce qui est assez démontré par l'engourdissement, la rougeur du visage, le mal de tête, le gonflement des paupières et la pesanteur d'estomac que ressentent ceux sur-tout qui n'y sont point habitués. On s'y accoutume par l'usage, et on ne s'apperçoit pas des inconvéniens qui s'ensuivent, mais ils n'arrivent pas moins, quoiqu'agissans sourdement, sur-tout quand on a à craindre les accidens qui résultent quelquefois d'une esquinancie, d'une plaie à la tête ou d'un érésipèle au visage.

§. 26. En certaines circonstances ce sommeil peut être pris avec utilité. Les convalescens, les valétudinaires, les gens vifs, maigres, dont les humeurs sont âcres, qui mangent peu à dîné, qui ont passé une mauvaise nuit, qui sont abattus par une chaleur immodérée, qui vivent dans des climats très-chauds, etc. peuvent se permettre la méridienne, à moins qu'ils ne soient attaqués de maladies inflammatoires à la tête, ou qu'il n'y ait quelqu'autre contre-indication; et quand la méridienne est nécessaire à un malade, on doit la renfermer dans de justes bornes, un quart d'heure, une demi-heure suffisent; on doit rarement dormir une heure: c'est le tempérament, la quantité et la qualité des alimens qui doivent servir de règle.

§. 27. Si l'on fait attention à la forme de l'estomac, à sa position horizontale, à la situation de ses orifices, on sentira qu'il ne faut pas faire la méridienne étendu sur un lit et couché sur le côté droit, parce que cette position horizontale forcerait la pâte alimentaire à sortir de l'estomac par l'orifice inférieur, avant que d'être parfaitement digérée. La position la plus favorable pour la méridienne, est donc celle dans laquelle le corps est un peu incliné à l'horizon, c'est-à-dire qu'il faut être assis dans un fauteuil, la tête haute, le corps légérement penché en arrière et un peu tourné sur le côté gauche. La circulation du sang ne doit pas être génée dans aucune partie du corps. Enfin lorsqu'on croit que le malade a dormi suffisamment, on ne doit point l'éveiller brusquement, mais avec précaution; il est aisé de sentir l'importance de ce conseil, quand on réfléchit à l'espèce de commotion que donne la surprise.

ARTICLE II.

Des précautions nécessaires pour jouir d'un sommeil tranquille.

§. 28. Le sommeil n'est tranquille que

quand il n'y a aucune cause d'irritation. Ainsi, pour les prévenir, il est important d'avoir attention que les bandages qui contiennent les appareils des plaies, des ulcères, des fractures, des luxations, etc. ne soient pas trop serrés, il en résulterait du mal-aise, des engorgemens, de la douleur, de l'irritation et autres accidens capables de troubler le sommeil d'un malade, quelque bonne disposition d'ailleurs qu'il puisse y avoir.

§. 29. Les malades ne doivent pas être couchés trop durement, ni trop mollement. Un lit mollet, où l'on s'ensevelit dans la plume, fond et dissout le corps, pour ainsi dire; ils doivent être à leur aise dans le lit, parce que toute situation à charge et difficile empêche qu'on ne dorme ou qu'on ne se repose. La meilleure façon d'être couché pour un malade, doit être la même que celle où il a coutume de l'être lorsqu'il est en santé. Quand on dort la tête trop basse, le sang à quelque peine à revenir de cette partie, parce qu'il faut qu'il descende par les veines jugulaires; ce qui se fait plus aisément quand la tête est un peu élevée. D'ailleurs, lorsqu'on a la tête trop basse, on dort trop profondément, on est agité de songes, et tout le corps s'engourdit. La situation trop horizontale dans le lit est donc contraire dans les maladies des yeux et dans celles de la tête. Celle d'être couché sur le dos est également nuisible dans les maladies inflammatoires des reins, des parties génitales des deux sexes, dans la gonorrhée, parce que dans cette position la région lombaire s'échauffe, et la chaleur qui en résulte peut renouveler les érections, la douleur, exciter des pollutions nocturnes, etc. Hippocrate condamne autant cette situation d'être couché sur le dos, que celle de dormir la bouche ouverte. *Lethale quoque et hianti ore assiduè dormire et ubi supinus jacet.* Præd. pag. 37.

§. 30. Lorsque rien n'affecte vivement les organes des sens, un sommeil des plus tranquilles suit naturellement. En effet, si une personne se trouve dans un lieu retiré, où elle n'entende aucun bruit, où elle n'apperçoive aucune lumière et dans lequel aucune autre impression ne fatigue son corps, elle ne tarde pas à s'endormir, soit qu'elle ait déjà dormi ou qu'elle ait veillé, soit qu'elle ait mangé ou qu'elle soit à jeun (1). C'est pour favoriser le sommeil que les anciens tenaient les malades dans un lieu obscur, éloigné du bruit et dans un air qui n'était pas trop chaud ; car la chaleur de l'atmosphère peut mettre obstacle au sommeil. Il est facile alors d'éloigner cette cause par un froid modéré, en humectant l'air de l'appartement où repose le malade, par des vapeurs aqueuses.

§. 31. Il faut avoir attention que les malades n'aient pas froid aux pieds en se couchant : cet accident s'oppose presque

---

(1) Le défaut de certaines impressions accoutumées a quelquefois un effet contraire. Par exemple, des enfans que l'on a toujours bercés, s'endorment beaucoup plus difficilement lorsqu'ils n'éprouvent point ces mouvemens. C'est même une observation bien connue, qu'une personne accoutumée à dormir dans un endroit où il se fait un bruit continuel, comme auprès d'une rivière rapide ou d'un moulin, ne s'endort que difficilement lorsqu'elle n'entend pas le même bruit ; tandis que l'effet de cette sensation serait de réveiller ceux qui n'en auraient pas contracté l'habitude.

toujours au sommeil. Il n'est personne qui n'ait éprouvé qu'un petit froid fait plus d'impression lorsqu'on dort, qu'un plus vif quand on veille. J'ai fait dormir des personnes attaquées de dartres, de spasmes et autres maladies chroniques douloureuses, qui avaient pris inutilement les anodins, les narcotiques les plus efficaces (genres de remèdes très-souvent contre-indiqués et dangereux), en leur ordonnant de se chauffer la plante des pieds tous les soirs avant de se coucher, jusqu'au point de ressentir de la douleur.

§. 32. Enfin, il n'y a pas moins de danger à méditer au lit qu'à se coucher trop tard. La méditation détermine une plus grande quantité de sang au cerveau, la position horizontale facilite cet effet; le sommeil qui survient l'augmente, et cet organe doit par-là même nécessairement souffrir de cette mauvaise habitude, comme tout le corps souffre de la privation de sommeil qui est presque toujours une suite des veilles littéraires.

§. 33. Il ne sera pas superflu d'exposer

sommairement les moyens que l'art fournit pour appeler le sommeil dans les cas où la nature semble s'y refuser. Il y en a de trois espèces ; les uns et les autres paraissent contradictoires ; cependant leur effet est de favoriser ou de procurer le sommeil.

§. 34. Les premiers peuvent être regardés comme accessoires et propres à favoriser le sommeil, lorsqu'on croit qu'il viendra naturellement. Tel est l'effet du repos absolu de tout le corps, l'obscurité, la tranquillité de l'ame, le silence parfait des objets extérieurs (§. 30.), la monotonie de ceux qui parlent (1) de la pluie qui tombe, la musique tendre, mélodieuse, etc.

(1) On connaît toute l'efficacité de certaines lectures qui captivant assez l'attention pour l'empêcher de se porter sur des idées qui pourraient affecter et agiter le *sensorium*, ne lui présentent à leur place que des sensations trop peu attrayantes pour l'occuper, et mettent ceux qui les entendent dans un état assez semblable à celui des personnes de qui on a pris soin d'écarter toute espèce d'impression. C'est un des principaux moyens que la nature nous offre pour calmer l'agitation du cerveau, qui résulte de l'exercice de l'imagination et de la réflexion.

Les anciens n'ignoraient pas ce moyen agréable de calmer l'agitation des esprits qui cause la veille, de rendre les douleurs plus supportables et de procurer le sommeil; car, comme le remarque Galien, ils employaient non-seulement les instrumens, mais encore le chant dans la cure des insomnies continuelles, d'où la musique a été nommée, *incantatio morborum*. Nous dirons seulement en passant, que la musique peut être mise en usage pour calmer des insomnies opiniâtres dans les enfans, auxquels on ne peut quelquefois, sans danger, (§. 16.) leur administrer les narcotiques.

§. 35. Les autres peuvent être considérés comme étant propres à combattre la cause de la veille et de l'insomnie. Telles sont les boissons tempérantes, rafraîchissantes et adoucissantes prises vers la nuit; la diète humectante, les médicamens anodins, antispasmodiques internes ou externes, les cataplasmes, les bains, etc. dont l'effet est de calmer les mouvemens excessifs et déréglés des solides et des fluides.

On peut encore y ajouter certaines opérations chirurgicales qui détendent les fibres, soit en les désemplissant et en diminuant la pléthore, soit en les coupant, soit en enlevant la cause mécanique de leur distension, et en arrêtant et relâchant les contractions spasmodiques ou douloureuses des parties lésées. Tel est l'effet de la saignée, des incisions, de l'extraction des corps étrangers, du cathéterisme, de l'ouverture des abcès, de la réduction des os luxés ou fracturés, et celle des parties molles. Il est bien des cas où l'emploi de ces moyens, fait à propos, ramène le sommeil sans qu'il soit besoin d'avoir recours à d'autres moyens.

§. 36. La dernière espèce de remèdes propres au sommeil, sont ceux qui le provoquent sans attaquer directement la cause des insomnies; tels sont les narcotiques, que l'on ne doit employer qu'avec la plus grande circonspection, et lorsque les remèdes précédens n'ont pu rappeler le sommeil.

Nous ne nous étendrons pas davantage sur l'emploi de ces différens moyens, qui sera détaillé dans la seconde partie de ce mémoire, quand il sera question de les appliquer dans les différens cas de maladie.

C'est en rapprochant la théorie de la pratique, qu'on se forme une meilleure idée des principes, et la mémoire en est moins surchargée.

CHAPITRE SECOND.

DES EFFETS DE LA VEILLE.

§. 37. La veille est cet état dans lequel les organes des sens, tant internes qu'externes, sont facilement affectés par les objets, et dans lequel les mouvemens volontaires s'exécutent avec liberté. Cet état dépend de la tension des fibres, et de tous les organes des sens ; cette tension est occasionnée par le fluide nerveux qui rend toutes ces fibres propres à faire leurs fonctions. Le ton des parties étant donc augmenté pendant la veille, il doit en résulter plus de vigueur dans toutes les parties ; la pulsation des artères doit être plus forte ; la respiration, aussi bien que les autres fonctions du corps, doivent s'exécuter avec plus de facilité.

§. 38. D'après cela les avantages de

la veille modérée, pour l'homme malade comme pour celui qui est en bonne santé, se font aisément sentir. Celui-ci pourvoit à ses besoins physiques et moraux, il pense, il existe et jouit enfin de soi-même. Le malade, quoiqu'accablé par les accidens de sa maladie, éprouve pendant la veille plus de régularité dans ses fonctions animales que pendant le sommeil; il s'occupe du soin de sa santé; il trouve souvent dans les objets extérieurs un motif de dissipassion propre à diminuer et à faire oublier, pour ainsi dire, les maux, l'ennui et le mal-aise qu'il endure; la conversation de ses amis lui donne du courage, de l'espérance et de la gaieté. S'il peut se livrer au mouvement et à l'exercice modéré, il en reçoit tous les avantages qui en résultent.

§. 39. On peut donc regarder l'usage de la veille modérée et placée à propos, comme un stimulant capable d'augmenter l'activité et l'énergie des solides, de réveiller la circulation, de prévenir et dissiper les engorgemens et les stases d'humeurs, de produire enfin une partie des bons effets du mouvement.

§. 40. Autant le sommeil immodéré est contraire à la santé et à la guérison des maladies, autant les veilles involontaires, forcées et continues y sont nuisibles et dangereuses. En effet, les veilles trop longues irritent le cerveau ; elles entretiennent trop d'action dans la machine ; elles nuisent à la nutrition, et ont même tous les inconvéniens d'une action excessive ; c'est ce qui a fait dire à Hippocrate : *Vigilia nimia post cibos noxia, cùm colliquescere non sinat.* Et plus bas : *Vehemens vigilia potus cibosque tùm crudos, tùm incoctiores reddit.* Lib. de diæt. in acut.

Cette augmentation dans la vîtesse du pouls que l'on éprouve tous les soirs, et que le sommeil calme (§. 10.), ne cesse plus si l'on ne dort pas. Le sang s'échauffe, la transpiration se fait moins bien, la peau se sèche, il naît de l'âcreté dans les humeurs ; en un mot les forces s'épuisent, la nature est accablée, et les fonctions sont troublées.

§. 41. Il en est de la veille comme du sommeil (§. 7, 25.), on en prend aisément l'habitude, parce que les fibres se tendant de plus en plus, elles deviennent beaucoup plus irritables. C'est pour cette raison que la veille produit de nouvelles veilles ; c'est par cette raison aussi que les veilles aiguisent nos esprits, et nous rendent plus propres à concevoir les choses. Car, c'est une observation que chacun a pu faire, que souvent ce qui altère sensiblement la santé, dispose aussi à avoir les sensations et l'imagination beaucoup plus vives.

Je me souviens qu'un homme de loi, passionné pour l'étude, attaqué de dartres vives, (dont les accidens, malgré le traitement le plus méthodique, se renouvelaient à cause de ses veilles forcées) me trouva fort sévère, parce que j'exigeais dans le régime que je lui avais prescrit, qu'il ne passât pas les nuits au travail. Il prétendait que le sommeil pris en même quantité dans le jour que pendant la nuit, réparait également, et que les veilles ne pouvaient influer sur cette maladie cutanée. Quel préjugé ! Il m'observa encore, que les veilles le disposaient efficacement à avoir plus d'esprit et à mieux écrire : à cet égard il me cita pour autorité l'exemple d'Aristote, qui, lorsqu'il composait pendant la nuit, tenait dans sa main une boule d'airain; s'il venait à s'endormir, cette boule tombait dans un bassin de même métal et le réveillait.

§. 42. On ne peut se dissimuler que les malades se trouvent beaucoup mieux, sont plus forts et plus légers le matin quand ils se sont couchés de bonne heure; et qu'au contraire, ils sont extrêmement pesans et abattus lorsqu'ils ont veillé une bonne partie de la nuit. Il semblerait d'abord que de se coucher plus tôt ou plus tard cela reviendrait au même, pourvu que l'on demeurât aussi long-temps au lit. Il y a cependant bien de la différence; car lorsqu'on dort dans la matinée, c'est autant de retranché sur le sommeil de la nuit suivante; et comme on force alors la nature, et qu'on en trouble l'ordre en faisant du jour la nuit, et de la nuit le jour, il est impossible que les accidens d'une maladie n'augmentent pas.

Ne sait-on pas d'ailleurs que le sommeil qui succède à une longue contention n'est jamais calme et tranquille, et qu'il n'opère point l'effet qu'il devrait produire? Alors le sommeil ne vient pas, ou si l'on s'endort, c'est d'un sommeil léger qui est plutôt une demi-veille, pendant laquelle les idées fatiguent sans être utiles, qu'un enchaînement total des sens qui caractérise le vrai sommeil. Il ne faut donc pas contrarier par les travaux nocturnes les lois de la nature qui désigne le commencement de la nuit (§. 20.) pour celui du repos.

§. 43. Si les veilles forcées sont si préjudiciables à la santé et à la guérison des maladies, même les plus légères en apparence, à plus forte raison regardera-t-on le défaut de sommeil et les insomnies comme un symptôme très-dangereux, principalement dans les maladies inflammatoires avec accidens et les plaies. Les humeurs étant privées du reste de leurs parties onctueuses et balsamiques, elles deviendront plus âcres; et en picotant les membranes des vaisseaux lésés, elles détermineront les esprits animaux à y couler; l'éréthisme des solides sera plus considérable; il s'ensuivra de l'irritation, de l'agitation, inquiétude perpétuelle, ardeur fébrile, veille opiniâtre et continuelle, épuisement, délire, convulsions, etc. etc.

§. 44. Les motifs qui nous ont déterminé à faire l'exposé sommaire des remèdes propres au sommeil, (§. 33.) nous engagent à en faire de même pour ce qui concerne la veille. On comprend aisément que les moyens qui sont propres à la soutenir ou exciter, sont ceux qui hâtent la circulation du sang dans le cerveau, qui soutiennent le ressort des organes des sens, les ébranlent, les agitent, leur occasionnent des impressions vives ; en un mot, ce qui conserve aux fibres leur mouvement et leur action.

Par exemple, il est facile d'appercevoir comment la lumière, le renouvellement de l'air, le bruit, la conversation avec le malade, une posture gênante dans son lit, le séjour hors du lit, la contention d'esprit, la diète sévère, les nourritures âcres et salées, les odeurs fétides et volatiles, les sternutatoires et autres stimulans internes ou externes, peuvent exciter et soutenir la veille. Ajoutons encore les boissons échauffantes et légérement stimulantes ; telles que les infusions de café, de thé, de petite sauge, de mélisse, de bétoine, etc. prises par la bouche ou données en lavement.

§. 45. Après l'examen général des différens remèdes propres à procurer le sommeil et la veille, il est aisé de voir qu'un seul de ces moyens curatifs ne peut pas toujours suffire ni convenir dans tous les cas, ce serait être l'esclave d'une routine aveugle et de l'empirisme le plus meurtrier. Nous allons donc exposer les indications suivant lesquelles on doit prescrire l'usage du sommeil et de la veille dans la cure des maladies.

En suivant ce plan méthodique, nous nous rendrons facilement compte du choix que l'on doit faire des remèdes propres à produire ces effets ; et lorsqu'on se décidera pour donner tel ou tel secours de ce genre à un malade, on sera sûr que c'est celui-là qui doit lui être appliqué, ou tout autre qui lui serait analogue. Sans cette certitude la conscience d'un homme de l'art n'est pas à l'abri du reproche et du remords, puisqu'il n'y a pas de jour où il ne puisse se demander à lui-même : Ai-je bien fait? ne pouvais-je pas mieux faire ?

SECONDE PARTIE.

Exposer les indications suivant lesquelles on doit prescrire l'usage du Sommeil et de la Veille dans la cure des maladies externes.

§. 46. Il est difficile d'établir une division très méthodique des maladies externes, pour la seconde partie de la question proposée ; parce que la privation du sommeil, l'insomnie, la propension au sommeil, le sommeil contre-nature ou morbifique, sont des symptômes essentiels ou accidentels, communs ou particuliers à la plupart des maladies, soit aiguës, soit chroniques ; et que d'ailleurs ces mêmes symptômes peuvent accompagner ces maladies dans leurs différens temps et successivement.

Il faut établir d'abord un ordre général, en séparant cette question, pour examiner dans deux chapitres différens les indications du sommeil et de la veille dans la cure de ces maladies.

Dans le premier, nous détaillerons les différentes causes essentielles de l'insomnie et dépendantes de la nature et du caractère des maladies externes ; nous indiquerons ensuite les moyens propres à combattre ces causes et à rappeler le sommeil.

Après avoir traité de ce symptôme dépendant des différentes maladies, nous examinerons, dans un article séparé, les causes étrangères et communes qui peuvent empêcher le sommeil ou causer une insomnie pendant le cours du traitement des différentes maladies.

Le second chapitre nous offrira dans le même ordre les causes du symptôme de la propension au sommeil, ou du sommeil morbifique, et les indications suivant lesquelles on doit exciter la veille.

§. 47. On conçoit bien la difficulté de déterminer dans un mémoire académique, tous les cas particuliers de ces différentes indications, ce seraient des répétitions insupportables ; il faut nécessairement poser des principes généraux, d'après lesquels le bon sens et l'expérience serviront à faire l'application de ces préceptes à la pratique. Lorsqu'il y aura des cas exceptés aux règles générales que nous nous proposons d'établir, nous entrerons dans le détail de quelques-unes de ces maladies particulières.

CHAPITRE PREMIER.

Des indications du Sommeil dans la cure des maladies inflammatoires.

§. 48. De toutes les fonctions dérangées, le sommeil est celle qui se rétablit le plus difficilement ; les uns le perdent par l'inflammation, par les douleurs et par la fièvre, ou par le chagrin ; les autres le repoussent volontairement, en se livrant aux plaisirs ordinaires de la société, tels que le jeu, les assemblées, etc. On pleure sa perte avec amertume, et quelquefois inutilement. Si le dérangement de cette fonction subsiste long-temps, elle peut occasionner des désordres terribles dans l'économie animale. Examinons-en les causes et les effets.

§. 49. L'inflammation, la douleur et la fièvre sont des symptômes qui peuvent accompagner les maladies externes, principalement les tumeurs humorales, inflammatoires, celles qui sont formées par un déplacement prompt et violent de quelque partie molle ou solide, les contusions, les plaies d'armes à feu ou faites par instrument tranchant.

Si l'inflammation n'est pas vive et que la douleur qu'elle cause se fasse peu ou point sentir, elle sera sans fièvre, et l'on n'aura pas à craindre d'*insomnie*. Si au contraire l'inflammation est violente, que la douleur, quoique peu vive, soit persévérante, la fièvre sera bientôt allumée par l'irritation continuelle des fibres nerveuses distribuées aux vaisseaux enflammés, ou dans les parties voisines qui en sont comprimées et tiraillées. Cet accident n'est pas plutôt survenu, qu'il est accompagné de ses symptômes principaux, la soif, la chaleur, et par conséquent la veille et l'insomnie (1).

(1) Il en est de la fièvre comme du vin. Une certaine dose de celui-ci éveille, une plus grande assoupit. De même une fièvre modérée cause l'insomnie ; étant plus forte et longue, elle produit l'assoupissement.

§. 50. PARMI les accidens qui accompagnent les maladies après les fortes hémorragies et la douleur violente, l'insomnie est un des symptômes le plus redoutable (1); car tel est souvent le caractère des veilles opiniâtres, que leur trop longue durée rend mortelle une maladie bénigne par elle-même, en épuisant les forces, en abattant le courage, en occasionnant la fièvre ou son redoublement, l'inflammation au cerveau, le délire, etc.

---

(1) Il y a une sorte d'insomnie tranquille qui accompagne quelquefois les maladies inflammatoires, que l'on pourrait prendre pour un sommeil, et qui tout au contraire annonce un délire taciturne. C'est lorsque les malades sont extrêmement tranquilles, qu'ils ne parlent point, ne changent point de posture; ce qui donne lieu de croire qu'ils dormiraient, si ceux qui les assistent demeuraient quelque temps dans le silence. De-là vient qu'on ferme les fenêtres et qu'on se tient en repos, quelquefois pendant fort long-temps, dans la croyance où l'on est que le malade dort, à cause qu'il ne parle ni ne remue; mais il demeure éveillé et remue ses mains, comme s'il cherchait quelque chose autour de lui. Quelques-uns pendant tout ce temps-là ont les yeux fermés et ne les ouvrent point, quelque question qu'on leur fasse. Cet état est des plus fâcheux.

§. 51. Aussi la veille et l'insomnie donnent-elles presque toujours le premier signal qui excite l'attention de l'homme de l'art, et l'avertissent de faire tous ses efforts pour détourner de la tête la violence du mal, et prévenir tous les accidens qui en sont le résultat; il ne faut donc pas tarder d'y apporter remède, car tous les momens sont longs pour un malade qui est privé du sommeil ou agité par l'insomnie.

§. 52. Dans cette circonstance, il faut recourir aux différens moyens que l'art nous offre pour abattre l'inflammation et la fièvre, et écarter les causes de la douleur qui ont excité la veille.

On y parviendra par les saignées évacuatives, par les délayans, les atténuans, les relâchans, par les remèdes propres à diminuer la pléthore, à détourner le sang du cerveau, à relâcher les parties distendues et douloureuses, à modérer l'éréthisme des solides, la raréfaction et l'agitation des liquides, et à calmer les douleurs qui causent l'insomnie; en un mot à combattre les causes particulières et antécédentes de la maladie.

§. 53. On recommande à cet effet les boissons légères de chiendent, de petit lait, d'orge, d'avoine, de riz et autres semblables. On conseille une diète émolliente, humectante, adoucissante. Ces remèdes conviennent en effet, parce qu'ils humectent par leur mucosité; ils adoucissent l'acrimonie par leurs parties huileuses, et ils nourrissent en même temps. Telles sont les décoctions d'orge et d'avoine, des plantes nitrées ou laiteuses chicoracées, dont le suc visqueux, accompagné d'une légère vertu parégorique et bienfaisante, dispose merveilleusement au sommeil; telles sont encore les douces émulsions d'amandes, de semences froides, de graines de pavot, etc. Il convient aussi d'appliquer sur la tumeur douloureuse, ou telle autre partie affectée, les fomentations, les cataplasmes émolliens, anodins, résolutifs, les bains de vapeurs et autres topiques semblables, eu égard à l'indication, pour relâcher les parties solides, et afin qu'elles puissent céder facilement aux causes distendantes sans crainde de rupture; par ces moyens combinés, on combattra efficacement les causes essentielles de la veille et de l'insomnie.

§. 54. En même temps qu'on pratiquera les remèdes que nous venons d'indiquer, on peut recourir à plusieurs des moyens inventés par le luxe pour endormir nos modernes sybarites. Ces moyens consistent à procurer un froid modéré, à humecter l'air de vapeurs aqueuses, à imaginer quelque murmure doux, égal, continuel et agréable aux sens (1). Mais un secret

(1) Boerrhave a vu des malades tourmentés de veilles opiniâtres et dans le délire, dont l'imagination exaltée leur présentait toutes sortes d'idées qui les affectaient vivement et les empêchaient de prendre aucun repos, malgré tous les moyens qu'on employait pour les tranquilliser, se calmer enfin et s'endormir au bruit d'une eau qui tombait goutte à goutte dans un bassin, et dont les malades s'amusaient à compter le nombre des battemens que faisaient les gouttes. Cela rappelle ces vers d'Ovide qui peut être cité ici sans inconséquence.

. . . . *Saxo tamen exit ab imo*
Rivus aquæ lethes, per quem cum murmure labens
Invitat somnos crepitantibus unda lapillis.

Metam. lib. XI.

important pour favoriser le sommeil, secret praticable chez le pauvre comme chez le riche, c'est un repos parfait (§. 30, 34), et l'éloignement de tout ce qui peut frapper les sens, les émouvoir et les agiter.

§. 55. En cas de continuation d'insomnie, et lorsque les signes indiquent que l'on n'a point à craindre l'inflammation d'une tumeur, d'une plaie et sur tout l'inflammation du cerveau, c'est alors une indication particulière pour forcer la nature au sommeil, et l'on peut hardiment employer les hypnotiques doux, comme le diacode donné dans un véhicule convenable; il convient encore de prescrire au maladé un bain de pieds préparé avec une décoction de têtes de pavot, qui est propre à ramener le sommeil. Ce même effet est constant, si on fait appliquer la même fomentation sur la tête ou sur la partie douloureuse qui entretient l'insomnie.

§. 56. Il ne faut cependant pas se dissimuler, et c'est une vérité reconnue des plus habiles praticiens, qu'il est très souvent dangereux de faire usage des remèdes assoupissans pendant la cure des maladies inflammatoires, si ce n'est vers leur déclin, parce qu'en diminuant le ton, la contractilité, la sensibilité et le mouvement des parties, et qu'en rendant les symptômes moins violens, ils peuvent produire l'effet, quelquefois nuisible, de pallier ou de masquer la maladie, et de dissiper des douleurs qui doivent subsister selon les lois de la nature; qu'enfin ils peuvent arrêter certaines évacuations dont la suite est avantageuse, en ce qu'elles fourniraient peut-être des indications essentielles. Une raison encore pour laquelle on doit craindre l'application trop prématurée des narcotiques, tant à l'intérieur qu'à l'extérieur, c'est que tandis qu'ils empêchent le mouvement du fluide nerveux, si nécessaire pour que la résolution ou la suppuration se fasse dans une tumeur ou dans une plaie, l'humeur arrêtée dans la partie affectée s'y fixe de plus en plus, et bientôt la gangrène s'en empare (1).

---

(1) *Ambr. Paré* prescrit les narcotiques pendant la cure de l'érésipèle, lorsque l'insomnie est si cruelle qu'elle ne peut être supportée; mais il

Qui est-ce qui n'a pas vu, ou entendu parler, d'inflammations dégénérées en gangrène par l'usage de l'opium donné intérieurement, ou appliqué extérieurement? Je connais un médecin de la campagne auquel on a été obligé de couper les doigts des pieds, à cause de la gangrène survenue par une inflammation qu'il avait voulu résoudre, en s'y appliquant une teinture d'opium. Vouloir donc rappeler le sommeil et appaiser par les narcotiques des douleurs qui doivent subsister, pour qu'une tumeur ou une plaie puisse parcourir ses temps selon les lois de la nature, ce serait prétendre éteindre le feu par le feu lui-même.

§. 57. Qu'on ne croie pas d'après cela qu'il faille rejeter l'usage des narcotiques dans la cure des maladies inflammatoires externes. On sait que quand ils sont administrés avec précaution, et dans cer-

---

avertit de ne pas continuer long-temps ces remèdes, « de crainte, dit-il, de suffoquer la chaleur « naturelle, et de rendre la partie mortifiée. » Il en défend l'usage avant l'arrivée de la suppuration dans les plaies d'arquebusade. Liv. 7. ch. 13.

taines circonstances qui indiquent qu'une veille opiniâtre et continuelle pourrait causer des désordres dans l'économie animale et mettre la vie du malade en danger; qu'étant mêlés avec les remèdes (§. 53.) propres à combattre les causes essentielles de l'insomnie, ils peuvent être donnés avantageusement, quoique l'on n'ignore pas que la disposition naturelle du corps en doive un peu souffrir, il vaut mieux sauver le malade, en altérant un peu son tempérament, que de le laisser périr.

§. 58. Il est encore d'autres circonstances qui réclament sans délai l'usage des narcotiques; c'est lorsque les tumeurs inflammatoires, les plaies, etc. sont accompagnées non-seulement d'agitations tumultueuses et d'insomnies rebelles, mais encore lorsque la douleur qui cause ces accidens dépend d'une irrégularité du cours des esprits animaux, d'une irritation ou d'une tension spasmodique des méninges, assez fréquente chez les personnes vives, sensibles, irritables, jouets des passions de l'ame, et qui sont d'une pétulance à faire craindre des mouvemens qui portent obstacle à ceux de la nature, il est bon alors de les faire dormir, la chaleur que les narcotiques peuvent causer dans ces cas, étant un accident bien moindre que celui que l'on veut prévenir. Nous ajouterons encore qu'ils font merveille dans une tension causée par les vésicatoires ou par les caustiques, parce qu'ils appaisent l'irritation et dissipent l'insomnie qui en est l'effet, et préviennent l'inflammation qui en peut être la suite.

§. 59. Quoi qu'il en soit, il est en général plus prudent de ne provoquer le sommeil par les narcotiques, qu'après avoir fait précéder les remèdes généraux (§. 54.) propres à détruire la cause de l'insomnie; c'est même un précepte prescrit par la raison et par tous les grands praticiens, de ne jamais donner les assoupissans sans avoir préalablement diminué le volume et le mouvement du sang par les saignées, par les évacuations naturelles, etc.

Lorsqu'il s'agit d'employer ce genre de remèdes, il faut toujours avoir l'hétérogénéité de leurs principes présente à l'esprit, songer à leur grande énergie, réfléchir que plus un remède a de vertus, plus il requiert de circonspection, de prudence et de lumières ; par conséquent on ne doit se livrer à l'usage des narcotiques qu'après avoir bien examiné les cas, pesé toutes les circonstances de la maladie ; on doit encore comparer les cas où ils sont indiqués, avec ceux où ils sont contre-indiqués, avoir égard à l'âge, au tempérament, à l'habitude, au régime de vie du sujet, s'assurer de son idiosyncrasie, et de l'insuffisance des autres moyens mis en usage pour écarter les causes de l'insomnie. Il faut encore interroger les malades sur l'effet qu'ils ont éprouvé des narcotiques, s'ils en ont déjà fait usage, de quelle espèce et à quelle dose. Et quoiqu'on ait satisfait à toutes ces recherches, la prudence veut que l'on commence toujours par de petites doses, avant que d'en venir aux grandes, et qu'on ne les réitère qu'après s'être assuré de l'effet des précédentes.

§. 60. Si cependant ces mouvemens, tumultueux (§. 58.) en apparence, sont considérés comme un bienfait de la nature, tels que ceux qui précèdent une crise ou l'arrivée d'une tumeur aux *pa-*

rotides, l'usage des narcotiques, pour rappeler le sommeil indiqué, serait alors d'autant plus nuisible, qu'ils pourraient empêcher le mouvement du fluide nerveux, si nécessaire pour que la suppuration se fasse. Cette dernière indication est conforme aux lois de la nature; car la matière qui est renfermée dans ces tumeurs est un dépôt qu'a formé la fièvre, et qui causerait encore de grands dommages si elle était retenue dans la masse et si on empêchait son évacuation (1).

§. 61. Cependant l'insomnie qui accompagne quelquefois cette espèce de tumeur (§. 60.), ou le travail d'une suppuration excitée pour faciliter l'expulsion d'un corps étranger (trop éloigné ou situé de manière

(1) Il est vrai que les narcotiques troublent les crises; l'expérience prouve aussi qu'ils les procurent. Il paraît d'abord étonnant que deux effets si contraires soient véritables. Toute la difficulté consiste à distinguer les mouvemens qui dépendent des crises, de ceux qui partent de la cause même de la maladie. En calmant les mouvemens qui partent de la cause de la maladie, on guérit: en affaiblissant les mouvemens qui dépendent des crises, on porte préjudice.

à ne pouvoir être enlevé par les secours chirurgicaux) ; cette insomnie, dis-je, peut être très-fatigante pour le malade et devenir funeste. Comment donc satisfaire à l'indication du sommeil, puisqu'on ne peut, sans danger, le rappeler par le moyen des narcotiques ? Les émulsions nitrées, les calmans ou les anti-spasmodiques qui ne tiennent rien du pavot, sont alors préférables, puisque leur effet paraît être de modérer et de régler le mouvement désordonné des esprits, d'appaiser l'oscillation convulsive des nerfs, et de procurer un sommeil bienfaisant, sans suspendre les secrétions comme les narcotiques. Parmi les médicamens de ce genre, on vante l'usage de la liqueur minérale d'Hoffman et le camphre ; aussi le dit-on le succédané de l'opium et des compositions dans lesquelles il entre. J'ai dissipé plusieurs fois des insomnies très-opiniâtres, en faisant boire aux malades de l'eau dans laquelle j'avais fait brûler et laissé éteindre un morceau de camphre du poids d'environ vingt grains. On le prescrit souvent pendant la gonorrhée, pour dissiper des érections involontaires qui s'opposent au sommeil, pour calmer le délire et faire cesser des convulsions.

§. 62. Un autre moyen que j'ai employé souvent avec succès dans la cure des maladies inflammatoires et dans les plaies de tête, pour dissiper des insomnies rebelles, lorsqu'elles duraient plus long-temps que la fièvre de suppuration, et qu'il y avait douleur gravative à la tête, c'est d'appliquer (comme le conseille *Amb. Paré* dans des cas semblables), sur le front et sur les tempes un linge à froid, trempé dans l'eau rose ou l'oxicrat, et de faire prendre en même temps un bain de pieds. Je conseille en outre d'envelopper les extrémités inférieures du malade avec des morceaux de flanelle ou d'autres étoffes de laine, aussitôt qu'on le remet au lit, ce qui soulage toujours et procure du sommeil.

§. 63. Nous venons d'exposer les indications du sommeil et les différens moyens propres à combattre la cause des insomnies dépendantes de l'inflammation, de la douleur et de la fièvre dans la cure des maladies aiguës, telles que le phlegmon, l'anthrax, le charbon, les parotides, l'érésipèle, les hémorroïdes enflammées, les contusions, les plaies, les fractures, les luxations, etc. Mais il y a d'autres maladies aiguës accompagnées d'insomnies très-vives dès leur principe, et pour lesquelles l'usage des narcotiques doit être moins restreint : il en est d'autres encore, comme les plaies simples et compliquées, où le sommeil n'est empêché que par la douleur résultante de la présence d'une esquille, d'un corps étranger ou de l'étranglement d'une aponevrose, etc. Dans ces circonstances l'usage des remèdes ci-dessus indiqués ne pourrait dissiper une insomnie produite par ces dernières causes. Nous allons en faire l'examen et indiquer le traitement le plus convenable.

ARTICLE PREMIER.

Indications particulières, par rapport au Sommeil, dans la cure de quelques maladies aiguës.

§. 64. *L'ophtalmie.* L'usage des narcotiques doit être moins borné dans la cure de cette maladie, que dans les autres maladies inflammatoires, parce que dans l'ophtalmie, l'inflammation occupe des parties membraneuses fort sensibles; qu'alors l'insomnie vive et rebelle aux remèdes antiphlogistiques, présage quelquefois des accidens très fâcheux, et que ce n'est qu'en procurant (par l'usage des narcotiques) le sommeil absolument nécessaire qu'on peut les prévenir.

Sydenham a reconnu que les ophtalmies, accompagnées de veilles fatigantes, ne se guérissent que par l'usage continué des narcotiques, méthode dont j'ai obtenu le succès le plus complet.

Un jeune homme, attaqué de cette maladie, chez qui l'insomnie la plus opiniâtre avait résisté aux saignées, aux bains de pieds et de vapeurs, aux fomentations et aux cataplasmes anodins, aux boissons rafraîchissantes, et à une purgation indiquée, dès le soir même du purgatif, prit, d'après mon conseil, une potion calmante, dans laquelle il y avait une once de diacode, ce que je réitérai trois jours de suite; dès-lors les accidens de l'inflammation, les douleurs aiguës de l'œil et le mal de tête se dissipèrent, le sommeil se rétablit et ne fut point inquiet: la cure de cette ophtalmie fut bientôt terminée.

§. 65. Il ne suffit pas d'avoir dissipé tous les accidens d'une ophtalmie, il faut encore prévenir son retour, en éloignant toutes les causes qui peuvent donner lieu à l'insomnie; c'est ici que les veilles volontaires, les lectures de nuit, doivent être interdites, au moins jusqu'à parfaite guérison, sans quoi la maladie peut renaître, et le sommeil s'éloigner encore plus facilement qu'auparavant. C'est ce qui arriva à ce jeune homme qui fait le sujet de l'observation précédente. Il était passionné pour l'étude, il lisait beaucoup la nuit; peu de jours après, son ophtalmie devint aussi fâcheuse, et ce ne fut pas sans peine que je vins à bout de la dissiper et de rétablir son sommeil par l'usage continué des narcotiques.

On sent que la veille est nuisible pendant la cure des maladies inflammatoires des yeux. Il faut éviter, pour un œil malade, tout ce qui est capable d'exciter des mouvemens, ou de faire naître des impressions vives, comme le fait la lumière. Voilà pourquoi on a la précaution de bander les deux yeux, l'un ne pouvant se mouvoir sans l'autre, à cause de la sympathie qui existe entr'eux par le nerf optique. C'est encore dans la même intention qu'on fait tous ses efforts pour procurer au malade un repos parfait des sens internes, et le disposer au sommeil absolument nécessaire à sa guérison.

§. 66. Le panaris fait encore une exception dans sa méthode curative, aux préceptes généraux que nous avons donnés sur la cure des causes essentielles de l'insomnie qui accompagne les tumeurs humorales inflammatoires. On sait que de toutes les maladies externes, il n'y en a point où la douleur se fasse sentir plus vivement, où l'insomnie soit plus rebelle, que dans les inflammations qui ont leur siége à l'extrémité des doigts; les douleurs sont excessives, sur-tout dans la plus mauvaise espèce de panaris, dans laquelle le tendon des fléchisseurs du doigt est affecté, car très-souvent le petit os de la dernière phalange tombe après des tourmens affreux. Mais pour que cela arrive, le tendon qui tient à ce petit os doit en être séparé auparavant; ce qui ne se fait pas tout-à-coup ni en une seule fois, mais lentement et à la longue. Lors donc que le tendon commence à se séparer de ce petit os, les fibres qui restent soutiennent toute la force du muscle qui se contracte, et elles se séparent de l'os par une lacération lente, mais continuelle ; ce qui cause une si prodigieuse douleur, que le cerveau en est souvent troublé, et que la veille est opiniâtre et continuelle ; la frénésie, les convulsions, la mort même peuvent en être la suite.

§. 67. L'INDICATION du sommeil est trop précise pour la méconnaître ; et pour la remplir on voit bien que les remèdes généraux (§. 53, 54.), propres à combattre la cause des insomnies dépendantes de la fièvre et de l'inflammation, coopéreraient beaucoup à rendre le calme et à ramener le sommeil ; mais il ne faut pas trop compter sur leur efficacité, ni sur celle de l'application des cataplasmes émolliens, relâchans, maturatifs, anodins, etc. parce qu'il est rare qu'ils puissent atteindre jusqu'à la partie qui souffre. Il faut donc avoir recours, sans délai, et même avec hardiesse, aux narcotiques, pour ramener promptement le calme et forcer la nature au sommeil. La maxime de donner ces remèdes dès le commencement de cette maladie, et même sans avoir fait précéder les remèdes généraux, est fondée sur ce que les narcotiques, en ralentissant le cours des esprits, relâchent les filets nerveux qui étranglent les extrémités des artères capillaires, et rendent par conséquent au sang la liberté de continuer sa marche.

On se trouve bien de donner tous les soirs au malade des émulsions auxquelles on ajoute le diacode, ou du laudanum, ou quelques gouttes de teinture anodine, jusqu'à ce que le sommeil soit bien rétabli. On peut aussi faire tremper le doigt pendant quelque temps dans une lotion faite avec trois onces d'esprit-de-vin, un gros de thériaque et de camphre, et douze grains d'opium mêlés ensemble, et après ce bain local, appliquer un cataplasme anodin et émollient; par ce moyen j'ai réussi quelquefois à faire passer de bonnes nuits aux malades.

§. 68. Souvent aussi ces remèdes ne font pas tout l'effet qu'on souhaite, par rapport aux indications du sommeil, la matière renfermée dans la gaine des tendons a tant de peine à se dissiper ou à venir à une louable suppuration, et à se manifester au dehors, qu'avant qu'elle y soit parvenue, les douleurs excessives, la veille fatigante, ses suites et d'autres symptômes, obligent bientôt d'en venir à l'opération ; c'est le secours le plus prompt et le *narcotique* le plus efficace pour remédier à la cause de l'insomnie. Si malgré les premières incisions, les douleurs et la veille opiniâtre subsistent, il faut examiner si les accidens ne sont point causés par la présence de la matière ou dessous le périoste ou sous le muscle carré pronateur, etc. ; il faut alors étendre les incisions jusqu'au foyer de la maladie, quand bien même le malade en resterait estropié. Le remède est fatal, il est vrai ; mais l'expérience apprend qu'il n'y a pas à balancer, si l'on veut éviter des dépôts fistuleux, des caries qui obligent ensuite à l'amputation, et prévenir les suites mortelles de l'insomnie la plus opiniâtre. Pendant ce temps, on fera bien de continuer tous les soirs l'usage des hypnotiques doux pour ramener la nature plus efficacement au sommeil.

§. 69. Il est d'autres maladies inflammatoires, telles que le *phimosis* et le *paraphimosis* vénériens, qui, lorsqu'ils sont accompagnés de douleurs et d'insomnie, ne cèdent point à l'usage bien ordonné des remèdes *anti phlogistiques* (§. 53.) pour détruire la cause de ces accidens. Il y aurait alors du danger de trop insister sur l'usage des *narcotiques* les plus doux, quoique administrés avec toutes les précautions requises (§. 59.). Ce danger manifeste est à craindre si le gland est gonflé, le prépuce bien tendu; s'il y a de l'étranglement; si ces parties sont couvertes d'excroissances fongueuses qui rendent une sanie putride : de tels accidens menacent de la gangrène, que les narcotiques feraient accélérer. Dans ces circonstances il faut absolument combattre l'insomnie en attaquant sa cause: or, ce n'est qu'en sacrifiant les parties et en débridant, par des incisions, celles qui souffrent de l'étranglement, que l'on mettra la nature en état de profiter du sommeil, qui est ordinairement la suite de cette espèce de somnifère mécanique, parceque la douleur cessant, les fibres du cerveau étant relâchées n'empêchent plus, par leur agitation, que la compression ne produise le sommeil. Si, malgré les anti-phlogistiques et les incisions, la veille subsiste, il est important alors de forcer la nature au sommeil par l'usage des narcotiques administrés, en observant ce qui a été dit (§. 59.).

§. 70. *La gonorrhée.* QUOIQUE cette maladie n'exige pas d'autre traitement que celui que nous avons établi, par rapport aux indications du sommeil, dans la cure des tumeurs et des autres maladies inflammatoires, il convient néanmoins d'exposer ici le traitement de cette maladie si fréquente et si redoutable, par rapport aux dangers des veilles volontaires (§. 48.), auxquelles les malades se livrent trop, et par rapport aux causes particulières de l'insomnie et à ses suites fâcheuses.

Pendant la gonorrhée, l'insomnie est un des accidens le plus fréquent et qui est occasionné tant par la nature de la maladie que par la faute du malade. En effet, l'inflammation s'étant communiquée à toutes les parties de la verge, le gland étant devenu rouge et gonflé, l'urètre tendu, le périnée tuméfié et douloureux ; il en résulte ordinairement que l'urine sort avec difficulté, que les malades éprouvent des envies fréquentes d'uriner, sans pouvoir, qu'avec peine, les satisfaire. Ce seul accident est capable d'empêcher de dormir ; mais ce qui cause encore plutôt l'insomnie, ce sont les érections involontaires qui font beaucoup souffrir pendant la nuit. Tant que ce symptôme subsiste l'insomnie est continuelle ; on a à craindre l'augmentation de l'état inflammatoire des parties, la suppression des urines et la gangrène.

§. 71. Cela posé, on ne peut méconnaître l'indication du sommeil qu'on remplira par les demi-bains, les bains locaux, les saignées, et par l'usage des remèdes internes prescrits (§. 53, 54.). Si, malgré ces moyens, l'insomnie est opiniâtre, c'est alors qu'on peut avoir recours aux émulsions somnifères données le soir, qui sont quelquefois suffisantes pour calmer les douleurs, relâcher l'urètre et rappeler le sommeil. Cependant il faut bien se garder de mettre trop tôt en usage les narcotiques et d'employer les plus puissans, dans la crainte de rendre le mal plus dangereux, (§. 66), sur-tout s'il y avoit apparence qu'il se formât un dépôt dans le tissu cellulaire voisin de l'urètre ou au périnée. En voulant écarter l'insomnie par les narcotiques, on dissiperait mal-à-propos des douleurs qui doivent subsister, pour que cet accident consécutif (la tumeur inflammatoire au périnée), puisse parcourir ses temps selon les lois de la nature. Il vaut mieux dans ces circonstances faire usage des calmans et des anti-spasmodiques (§. 61.), qui, ne tenant rien du pavot, ne suspendent jamais les secrétions et n'augmentent point le trouble et le tumulte du cours des humeurs, et dont l'effet est de procurer un sommeil bienfaisant.

§. 72. Dans une maladie comme la gonorrhée, où l'inflammation peut faire des progrès rapides, et où l'on doit craindre sans cesse que la moindre irritation ne la renouvelle après qu'elle est calmée, les malades ne doivent jamais s'écarter des règles qu'on leur a prescrites à l'égard du sommeil; il leur est absolument nécessaire pendant la nuit, pour prévenir ou calmer la grande agitation des humeurs et réparer les pertes abondantes qu'ils font par l'écoulement.

On trouve beaucoup de difficulté à leur persuader la nécessité de ce précepte. S'ils sont dociles à cet égard pendant que l'inflammation est dans sa plus grande force, les accidens ne sont pas plutôt calmés, que la plupart croient pouvoir enfreindre les règles sans conséquence et s'abandonner au goût qu'ils ont pour la veille. Qu'en arrive-t-il? Les accidens augmentent ou se renouvellent; il en survient d'autres encore plus fâcheux (§. 48, 50.); ce qui est quelquefois imputé très-injustement à la méthode (fût-elle la meilleure) de celui qui est chargé du traitement de la maladie.

Il serait superflu de rapporter ici des observations pour prouver la vérité de ce que j'avance. Il n'est personne de l'art qui n'ait eu occasion d'en faire de semblables. Et toutes ces observations prouveraient, jusqu'à la dernière évidence, combien les veilles forcées ou volontaires sont nuisibles pendant le traitement de la gonorrhée, sur-tout lorsque les parties affectées sont encore susceptibles de s'enflammer ; parce qu'alors la crispation que les *veilles* déterminent dans les fibres, ferme l'issue à la matière virulente qui est obligée de refluer vers les testicules.

§. 73. L'ÉCOULEMENT de la gonorrhée étant supprimé, soit par l'excès des veilles, ou par telle autre cause, il en résultera une tumeur inflammatoire aux testicules, d'où s'ensuivra douleur, fièvre, *insomnie*, etc. Les indications du sommeil et les remèdes propres à les remplir doivent être les mêmes que dans les maladies inflammatoires (§. 67.). Nous remarquerons en passant que les plantes stupéfiantes, ainsi que l'opium qu'on emploie quelquefois sous la forme de cataplasmes et de fomentations pour la cure de certaines tumeurs inflammatoires, dans la vue de relâcher, de résoudre et de calmer des douleurs qui causent l'insomnie, ne doivent pas être appliquées sur les parties génitales (ni sur les mamelles), parce que la gangrène s'y forme plus aisément qu'ailleurs. On doit absolument en bannir ici l'usage, quand même on les mêlerait avec d'autres substances d'un autre genre, pour diminuer l'action stupéfiante et narcotique des premières. Il n'y a pas long-temps que j'ai vu l'accident de la gangrène à la suite d'un cataplasme fait avec la jusquiame, la belladona et la guimauve, appliqué sur un testicule douloureux.

ARTICLE II.

Indications particulières du Sommeil pendant la cure des plaies et des fractures.

§. 74. D'APRÈS les mauvais effets des longues veilles, dont nous avons déjà parlé tant de fois, il est aisé de voir de quel préjudice elles peuvent être aux blessés affaiblis par l'hémorragie, par les douleurs et la fièvre, par la suppuration et la diète, et enfin par le long séjour du lit auquel ils sont quelquefois forcés pour leur guérison. On voit bien encore combien le sommeil modéré leur est nécessaire pour prévenir et calmer les accidens, pour rétablir en partie leurs forces et consolider une plaie qui ne peut guérir tant que l'insomnie subsiste. *Si moderatus est somnus, dolores omnes mitè sedantur ; nam somnus diù retrahit spiritum sopitâ facultate sentiendi dolores mitigat, et caloris innati operâ humores rectè disponuntur, accidentia profligantur.* André de la Croix. *Chirurg. de capit. vulnerib.*

§. 76. Que de causes à-la-fois concourent à priver les malades du sommeil, ou à produire le symptôme d'une insomnie fatigante pendant le traitement des contusions, des fractures, des luxations, des plaies d'armes à feu, ou faites par un instrument tranchant ! Il faut être attentif à les distinguer ; alors on remplira mieux les indications du sommeil, et les véritables *somnifères* ou *narcotiques* seront ceux qui ôtent ou corrigent ces causes. La suspension du cours des liqueurs, l'amas du sang extravasé dans le tissu de la partie blessée, l'étranglement formé par les aponévroses, la menacent de gonflement, d'inflammation, d'irritation, de douleur et de gangrène. Les esquilles piquent et irritent les parties ; les corps étrangers fatiguent la nature par leur poids et par leurs inégalités ; enfin la commotion plus ou moins grande dans la partie frappée, qui, dans les plaies d'armes à feu se communique à toute la machine, irrite le genre nerveux; la douleur qui résulte des médicamens âcres et de la mauvaise méthode des pansemens; la démangeaison, le prurit, etc. Un seul de ces accidens suffit pour exciter l'insomnie. Que serait-ce s'ils étaient tous réunis? Une veille opiniâtre et continuelle serait bientôt suivie des convulsions, du délire et de la mort, si l'on ne mettait promptement en usage les secours que l'art prescrit. C'est de tous ces accidens qu'il faut tirer les indications curatives pour combattre la cause des insomnies.

§. 76. Dans les plaies superficielles faites par armes à feu, il y a ordinairement une escarre plus ou moins profonde, d'où suivent crispation et tiraillement des parties nerveuses, accompagnés de douleur. Il n'en faut pas davantage pour ôter le sommeil à un blessé et pour lui causer une insomnie fatigante. Le meilleur remède pour faire cesser cette cause est de sacrifier l'escarre dans toute son étendue, pour travailler ensuite à la faire détacher par l'application des médicamens convenables.

§. 77. Si la plaie est compliquée de fracture ou de luxation, et que l'insomnie soit la suite d'une douleur occasionnée par le déplacement des os, par la présence des esquilles, d'une balle, de morceaux d'étoffe, ou tels autres corps étrangers, il faut nécessairement détruire ces causes de l'insomnie en réduisant la fracture ou la luxation, couper les esquilles qui pourraient ou mettre obstacle à la réduction de la fracture, ou irriter par la suite les parties nerveuses; il faut encore faire l'extraction des corps étrangers, s'il est possible, par les incisions et les contre-ouvertures indiquées, ou exciter autour la suppuration pour en opérer l'expulsion. En faisant ces incisions, il ne faut pas trop ménager le corps des muscles, sur-tout lorsqu'ils sont recouverts d'une membrane commune et aponevrotique qu'il faut toujours bien débrider; c'est le seul moyen pour prévenir la douleur, l'étranglement, le retour d'une insomnie rebelle, et même la formation des abcès fistuleux dans les intestices des muscles.

Il en est de même de toutes les autres aponevroses; elles demandent beaucoup de connaissance et de circonspection pour les bien débrider. Si l'on ne fait que les fendre, suivant la rectitude de leurs fibres longitudinales, cette incision n'est pas suffisante pour détruire l'étranglement qui occasionne la douleur et entretient la veille: ainsi il faut les couper transversalement ou obliquement, en observant de ménager les parties utiles.

§. 78. Assez souvent une insomnie n'est opiniâtre et rebelle pendant la cure de certaines plaies, que parce qu'on a mal débridé une aponevrose: l'étranglement étant détruit, la douleur cesse et le sommeil en est le plus souvent la suite (§. 59.), sans qu'il soit besoin d'avoir recours aux calmans ni aux narcotiques. Ne sait on pas qu'on est disposé à dormir par la cessation soudaine d'une sensation très-vive, de quelque nature qu'elle soit, particulièrement si les circonstances extérieures favorisent le sommeil. Il en est de même après l'évacuation d'un abcès, après une saignée ou à la fin d'une fièvre; dès qu'elle cesse de dévorer un malade elle amène le sommeil. C'est par la même raison que l'on s'endort après avoir satisfait quelque desir véhément. On dirait que l'activité du cerveau a d'autant plus de penchant à faire place à un état opposé, qu'elle est montée à un plus haut degré. Il n'est donc pas inutile d'être prévenu du pouvoir de la nature, qui est toujours disposée à amener le sommeil dès qu'elle n'éprouve plus d'irritation ; il pourrait en résulter des conséquences peut-être dangereuses pour la pratique, si on employait trop tôt ou à contre-temps les narcotiques, sur-tout dans le traitement des plaies d'armes à feu qui menacent souvent d'un retour d'hémorragie et de gangrène.

§. 79. La manière de faire les pansemens doit encore concourir à l'indication qu'on a d'éloigner toutes les causes de la privation du sommeil ou de l'insomnie. Il y a des gens qui pansent indistinctement toutes sortes de plaies contuses, d'armes à feu et autres, en premier appareil, avec la charpie imbibée d'*eau-de-vie*. L'application de cette liqueur peut convenir, il est vrai, dans ces sortes de plaies pour prévenir la mortification qui suit quelquefois de près; elle peut être encore utile sur des chairs dont le sentiment est émoussé ou perdu. Néanmoins on doit en proscrire absolument l'usage par-tout où l'on aura été obligé d'inciser dans le vif, parce que la cuisson que l'*eau-de-vie* excite dans ces parties, s'oppose au relâchement qu'on veut procurer, augmente les douleurs et éloigne le sommeil. D'ailleurs cette liqueur spiritueuse étant dessiccative, elle est plus capable de retarder la suppuration que de l'aider.

§. 80. Si, pendant le cours du traitement des plaies, l'insomnie est la suite d'une douleur occasionnée par des médicamens trop âcres et trop irritans, on en substituera d'adoucissans, d'humectans et rafraîchissans; ou si c'est par de la charpie qui s'est durcie dans la plaie, ou par des tentes trop dures, trop longues, trop grosses qu'on y a introduites, ou par un bandage qui comprime, il faut ôter avec précaution ces causes et toutes celles d'où peut dépendre la veille : enfin si c'est la démangeaison ou le prurit qui trouble le sommeil pendant la cure des plaies, des fractures, etc. elle excite à se gratter, soit en veillant soit en dormant, le blessé s'écorche; d'où résultent les cuissons, la douleur, un cours plus abondant d'humeurs vers la blessure; il n'en faut pas davantage pour éloigner le sommeil et renouveler le symptôme d'une insomnie fatigante ; c'est-là le cas de fomenter la partie avec une décoction émolliente et résolutive.

§. 81. Il ne suffit pas d'avoir fait à la partie blessée tout ce que l'art prescrit pour éloigner les causes de l'insomnie, il faut encore enlever la cause de toute irritation. Assez souvent dans les blessures d'armes à feu le sommeil est empêché pendant long-temps par l'éréthisme ou la tension du genre nerveux, qui subsiste encore par un effet du saisissement dont le malade a été frappé à l'instant du coup. La plaie, bien loin de s'humecter, reste à demi-sèche; les escarres ne se détachent point; la suppuration ne s'établit pas, ou elle est d'une mauvaise qualité. Quoique l'insomnie qui en résulte ne soit pas causée par des douleurs, et qu'elle paraisse quelquefois de peu de conséquence, néanmoins c'est un accident qui donne toujours lieu de craindre une véritable maladie ; car le sommeil étant une opération naturelle (§. 1.), il n'est pas douteux qu'il n'y ait quelque dérangement (§. 48.) dans l'économie animale, si le malade ne peut dormir.

§. 82. Ces insomnies reconnaissent alors différentes causes qu'il faut soigneusement rechercher ; elles sont quelquefois une preuve qu'il y a dans le sang quelque mouvement irrégulier et contre-nature, ou dans les premières voies quelque levain ou liqueur hétérogène qui passe peu à peu dans le sang. Une ou plusieurs saignées proportionnées à l'état des forces du blessé, un régime et des boissons adoucissantes, délayantes(§. 53.),les évacuans et quelquefois un vomitif, peuvent enlever les causes de cette insomnie. Après cela les narcotiques doux, prescrits dans la forme indiquée (§. 55, 59.), pourront avoir lieu. Donnés plus tôt, ils ne feraient que retarder les évacuations par lesquelles on pour ôter la cause de l'insomnie, et ils feraient du mal (§. 56.) au lieu de faire le bien qu'on se serait proposé.

§. 83. Quand les narcotiques sont prescrits à propos et avec les précautions indiquées (§. 59.), ces remèdes sont efficaces. *Laverne* et *Plater* avaient la maxime de donner l'*opium* pour dissiper les insomnies pendant le traitement des grandes plaies : instruits par l'expérience, ils ne craignaient point que ce remède dérangeât l'ouvrage de la suppuration ; ils savaient d'ailleurs qu'il était efficace pour prévenir la veille et l'insomnie. *Magni faciendus chirurgus qui laudani usum ritè noverit*, dit *Horstius*.

§. 84. On doit être cependant fort réservé sur l'usage et la dose des narcotiques, pour éloigner l'insomnie pendant la cure des plaies de tête, parce qu'il y a des exemples de blessés, qui, après avoir été fatigués de la veille causée par les douleurs et les autres accidens primitifs, ont eu ensuite les symptômes de l'assoupissement qui dénotait une effusion de fluides sur le cerveau. En employant trop tôt les narcotiques, ou à grande dose, pour dissiper une insomnie occasionnée par la douleur et l'inflammation d'une plaie de tête, on pourrait favoriser un épanchement consécutif peut-être disposé à se former. Alors il en résulterait qu'au lieu d'attribuer ce sommeil morbifique à un épanchement imprévu, on se persuaderait au contraire que ce sommeil est l'effet des narcotiques donnés trop inconsidérément : dès-lors, bien loin de penser à détruire la cause de ce sommeil profond, par les saignées ou par le trépan, on emploirait mal-à-propos les stimulans irritans qui sembleraient indiqués pour exciter la veille, ce qui pourrait occasionner d'autres accidens plus fâcheux.

§. 85. Ainsi, lorsque dans les plaies de tête l'insomnie est opiniâtre et qu'elle peut avoir des suites funestes, il faut préférer l'usage des somnifères les plus doux, à l'imitation *d'Ambr. Paré.* Il recommande de faire flairer aux blessés une éponge trempée dans une décoction de têtes de pavots; de leur donner du potage fait avec la créme d'orge, cuite dans une émulsion de semences de pavots, et de leur prescrire vers le soir une potion calmante avec l'eau de laitue et demi once de sirop de diacode. Il redoute dans ces cas l'usage des somnifères plus puissans, tels que l'opium.

Si les plaies de tête sont accompagnées d'insomnies opiniâtres et indépendantes de la douleur de la partie blessée, on peut, comme le disent *Galien* et *Paré*, les considérer comme de vraies fièvres locales. Dans cette circonstance, j'ai employé avec un succès singulier, d'après l'avis de Galien, le remède suivant (dont je vais donner la traduction), non-seulement dans les insomnies rebelles pendant la cure des plaies, mais encore dans les douleurs de tête, des oreilles, et dans l'ophtalmie violente.

« Prenez, dit Galien, des têtes de pavots « secs ou verts,

« De la semence de laitue,

« Des fleurs de violette,

« Et des feuilles de mirthe;

« Faites cuire dans S. q. d'eau pour en faire une forte décoction, avec laquelle vous laverez les pieds, les jambes et les cuisses du malade ; on les essuiera en frottant d'abord doucement, ensuite fortement, avec un morceau de flanelle, une brosse ou un linge : la friction étant finie, on mettra le malade au lit. »

§. 86. Enfin si les plaies sont compliquées d'hémorragie, ou que l'on en craigne le retour, quand même l'insomnie, si elle avoit lieu, serait fatigante et opiniâtre, il ne faudrait pas avoir recours aux narcotiques pour rappeler le sommeil, car leur effet constant est de favoriser l'hémorragie. Cela n'empêche cependant pas que quelques bons praticiens ne s'en servent dans cette circonstance, lorsque l'hémorragie vient de spasme, de crispation, que le malade est dans l'état décrit (§. 58), et que d'autres accidens plus pressans le demandent, et en prenant d'ailleurs quelques précautions chirurgicales pour prévenir l'hémorragie. Néanmoins il est plus prudent de rappeler le sommeil du blessé par les tempérans, les rafraîchissans, les incrassans (§. 53.) pris intérieurement, par le repos absolu, la tranquillité (§. 54.)

§. 87. Ce que nous disons ici touchant les indications du sommeil pendant la cure des plaies avec hémorragie, peut être appliqué au traitement des *pertes de sang* chez les femmes, que les veilles immodérées, sans compter d'autres causes dont l'effet est le même, peuvent occasionner. On propose quelquefois les hypnotiques, quoiqu'on sache très-bien qu'ils sont plus propres à entretenir l'hémorragie qu'à la modérer; mais ce n'est que dans le cas où l'insomnie est extrême qu'on les croit permis, et l'expérience a appris qu'on n'y avoit pas eu recours en vain.

§. 88. Si pendant le traitement d'une plaie pénétrante de la poitrine, il survenait une toux capable de troubler le sommeil si nécessaire aux blessés (§. 74.), on sent bien la nécessité de la calmer et de diminuer, autant qu'il est possible, l'agitation des poumons, pour prévenir de plus grandes irritations, d'où pourraient s'ensuivre déchirure de vaisseaux, hémorragie, insomnie mortelle; dans ce cas, les adoucissans mêlés aux doux hypnotiques, (tels que l'extrait des têtes de pavots rouges qui renferme toutes les vertus de l'opium sans aucune mauvaise qualité, et dont la dose est depuis quatre jusqu'à dix grains pour les adultes), paraissent propres, et le sont en effet, pour calmer la toux et rappeler le sommeil.

§. 89. Enfin, dans les plaies de l'estomac, des intestins et des aponevroses des muscles du bas ventre, on a vu souvent l'irritation et la douleur devenir cause de l'insomnie. On a vu aussi ces accidens cesser en donnant aux blessés, avec les précautions convenables, de légers calmans et des hypnotiques plus ou moins actifs. De même, dans les douleurs de colique, quoique les narcotiques ou calmans ne soient pas souvent capables d'en détruire les causes, on observe que ces remèdes contribuent à la guérison, en donnant lieu à la nature, pendant la suspension des douleurs, d'en détruire les causes par des évacuations et autres crises salutaires. On pourrait dire de même, que dans la lésion des autres parties du bas-ventre, l'usage de ces remèdes peut devenir avantageux suivant les différentes indications.

ARTICLE III.

Des Opérations chirurgicales.

§. 90. Les opérations chirurgicales étant ordinairement suivies des symptômes de l'inflammation, de l'irritation des fibres nerveuses, de la douleur, des convulsions, etc. il est à craindre, comme dans les autres plaies faites par accident, que l'insomnie ne survienne bientôt, qu'elle ne porte le trouble dans l'économie animale, et n'occasionne les convulsions, le délire et autres accidens auxquels il serait difficile de remédier. Il est aisé de voir que le sommeil est alors bien indiqué; que dans ces circonstances il y aurait du danger de le rappeler par les narcotiques, qui pourraient faire renaître une hémorragie ou disposer les parties à la gangrène, et que les seuls moyens propres à remédier à la cause des insomnies qui suivent les grandes opérations, doivent être ceux que nous avons recommandés en traitant des plaies. Examinons donc s'il ne serait pas possible de prévenir le symptôme de l'insomnie, ou du moins de la rendre moins fatigante pour les malades qu'on va opérer.

§. 91. Pour se convaincre de la nécessité du sommeil, qui doit suivre de près les opérations chirurgicales, il faut se rappeler ses bons effets (depuis §. 1 jusqu'à 6.), et l'on verra qu'il est propre à prévenir les grandes douleurs par le relâchement qu'il occasionne dans le système nerveux; qu'il peut concourir à arrêter ou à modérer une hémorragie par le ralentissement de la circulation qui en est la suite; qu'il peut prévenir la faiblesse et l'épuisement des forces, puisqu'il les restaure; qu'il peut éloigner de l'esprit des malades les peines, les inquiétudes, les chagrins, la tristesse, etc. puisque la paix du cœur et la tranquillité de l'ame sont ses fidelles compagnes. Enfin, pendant le temps d'un sommeil tranquille, tout le corps est dans le plus parfait repos, et l'on n'a point à craindre les mouvemens involontaires qui résultent quelquefois d'un sommeil agité et inquiet, ce qui est encore propre à favoriser la réunion d'une plaie.

§. 92. Cette indication du sommeil à

remplir immédiatement après les opérations étant bien connue et prouvée, on peut y satisfaire par les narcotiques donnés avant l'opération. Cependant nous observerons que dans ce qui concerne les opérations légères, et où l'on n'a pas à redouter de grands accidens, on pourrait empêcher le malade de dormir la nuit qui précéderait l'opération : en abrégeant un peu son sommeil, on le disposerait naturellement à le reprendre, quand, après l'opération, on le mettrait dans une situation et dans un lieu propre à favoriser sa tranquillité. Ce sommeil naturel ne pouvant pas être de longue durée, s'il est important qu'il soit continué plus long-temps pour faciliter la guérison de la plaie qui a été faite par l'opération, c'est alors qu'il faut employer les narcotiques dont l'effet est de modérer l'action du fluide nerveux, et de diminuer le sentiment de la partie sujette à la douleur.

§. 93. Ces remèdes, donnés long-temps d'avance et à petites doses, suivant le besoin, sont donc propres à remplir l'indication du sommeil dans ces différens cas de pratique. C'est pour aller au devant des accidens qui résultent de la douleur et de l'insomnie, que *Horstius* prenait ces précautions de loin : il donnait les narcotiques quand il s'agissait de préparer un malade à quelque grande opération, comme l'amputation, la taille, l'extirpation du cancer, etc., et cela, dans la vue de mettre les fibres nerveuses dans une disposition à ne point craindre les suites de la douleur et des veilles fatigantes.

§. 94. Cette pratique est également recommandable pour les enfans, avant et après l'opération du bec de lièvre, afin de prévenir les pleurs, dont l'effet est de faire mouvoir les muscles de la face et des lèvres. Par-là on peut compter sur le repos et le calme heureux que produit le besoin de dormir, ou le sommeil forcé immédiatement après avoir été opéré. Cette pratique heureuse est confirmée par plusieurs observations consignées dans le 5e. volume des Mémoires de l'académie de chirurgie.

§. 95. Enfin pour prévenir les douleurs

qui pourraient réveiller les enfans et les faire pleurer, il est nécessaire de leur continuer l'usage des narcotiques, soit dans le lait, comme étant leur première nourriture, soit dans tel autre véhicule convenable; mais à des doses très-ménagées. Une cuillerée à café de diacode, donnée trois ou quatre fois par jour, est suffisante pour entretenir les enfans dans le sommeil. Comme les narcotiques ont l'inconvénient de suspendre les secrétions et d'ôter la liberté du ventre, si nécessaire aux enfans, il est utile, pour y remédier, de leur faire prendre de temps en temps quelques cuillerées d'un sirop purgatif, comme celui de fleurs de pêcher, ou de sirop de chicorée composé, ou bien quelques lavemens laxatifs.

ARTICLE IV.

Indications du Sommeil pendant la cure des ulcères.

§. 96. Les tumeurs inflammatoires qui se sont terminées par la suppuration, peuvent dégénérer en ulcères aussi bien que les plaies. Ce nouvel état de maladie n'est pas toujours exempt de l'inflammation, de la douleur, de la fièvre, du prurit, des démangeaisons et autres accidens capables de causer un sommeil agité, inquiet, et de produire une veille des plus fatigantes; ce symptôme peut encore être occasionné par les parties acrimonieuses du pus qui passent peut-être dans le sang et la lymphe, et qui irritent continuellement le genre nerveux, ou enfin par la présence de quelques esquilles d'os ou d'un corps étranger.

§. 97. Si l'insomnie devient opiniâtre et continuelle, on a à craindre que la suppuration ne prenne une mauvaise qualité; que l'ulcère ne devienne sec ou malin, l'épuisement du malade, le reflux de matière purulente, la métastase, la gangrène, etc. Il est donc important de rétablir le sommeil si nécessaire alors; mais on ne peut et l'on ne doit remplir cette indication que par les remèdes propres à détruire les différentes causes de l'insomnie. Si elles sont les mêmes que celles des plaies, elles doivent être combattues par les mêmes moyens. Enfin, si on ne peut se dispenser de mettre en usage les narcotiques, on donnera la préférence aux préparations de l'opium qui contiennent le correctif de ce narcotique, parce que si on le donnait seul, il pourrait arrêter la suppuration, ce qui donnerait lieu à quelque métastase, ou à quelqu'autre accident funeste.

§. 98. Supposons maintenant que la veille continuelle soit un symptôme de la résorbtion de pus ou du reflux de matière purulente, accidens qui surviennent quelquefois ensemble ou séparément pendant le traitement des ulcères internes ou externes, et qui se manifestent par des frissons irréguliers, par la fièvre, des sueurs froides ou nocturnes, etc. Dans ces circonstances fâcheuses, si la veille et tous ces accidens paraissent être la suite de la fièvre aiguë et de l'inflammation de la partie, les remèdes de ces deux accidens seuls y conviennent. Tels sont les rafraîchissans, les adoucissans, les incrassans (§. 55.), les hypnotiques ménagés et les plus doux, comme le diacode.

§. 99. Si cependant les sueurs nocturnes étaient abondantes, et qu'elles fussent la seule cause des insomnies, il ne faudrait pas insister sur les narcotiques qui sont échauffans, car ils augmenteraient les sueurs, et il en résulterait des accidens plus fâcheux encore. On dit tous les jours, et il est bien vrai, que les narcotiques rafraîchissent; mais comment rafraîchissent-ils ? Ce n'est que par accident et en calmant l'éréthisme pour quelque temps ; mais comme ils concourent à augmenter la chaleur, je ne crois pas qu'on doive les employer dans ces cas-ci. Il vaut mieux s'attacher à détruire les causes de l'insomnie par les remèdes indiqués (§. 98.), en même temps qu'on mettra en usage ceux désignés (§. 54.) pour favoriser le sommeil. Si au contraire la maladie est fort avancée et sur sa fin, et que le malade soit cruellement tourmenté par une veille continuelle, il n'y a que les narcotiques qui puissent l'éloigner. On les emploira donc sans rien risquer, d'autant plus que le malade étant désespéré, on peut tenter toutes sortes de remèdes, pourvu qu'ils ne contribuent pas à avancer ses jours.

§. 100. Supposons que les ulcéres soient compliqués du virus scorbutique ou vénérien, ou que l'insomnie soit un symptôme des douleurs véroliques, que les malades ressentent dans tous les membres pendant la nuit ; on voit bien que les narcotiques ne pourraient les calmer radicalement, et qu'il faut plus compter sur les remèdes spécifiques du virus vénérien ou scorbutique, sans omettre cependant l'usage des somnifères les plus doux, donnés tous les soirs pour procurer aux malades un peu de repos pendant la nuit; c'est même une indication importante à remplir.

§. 101. Le cancer occulte ou ulcéré est ordinairement accompagné de douleurs vives et lancinantes, interrompues ou continues, qui excitent des veilles laborieuses et très-opiniâtres, dont les effets sont redoutables pour la vie du malade. Il faut donc se hâter de rappeler le sommeil. On y parviendrait plus surement si l'on avait des remèdes propres à combattre les causes de l'insomnie; mais malheureusement l'effet des adoucissans, rafraîchissans, etc. est trop lent; et l'application des topiques émolliens, relâchans, si convenables dans la cure des autres tumeurs inflammatoires et des ulcères bénins, sont contraires ici, parce qu'ils feraient travailler et ouvrir un cancer occulte, et qu'ils augmenteraient beaucoup la pourriture et l'excroissance fongueuse du cancer ulcéré. Il n'y a donc d'autre ressource que d'émousser le principe des sensations, afin d'anéantir le sentiment de douleur qui entretient la veille, et d'en prévenir les effets, quoique la cause demeure la même. Or, cette indication du sommeil ne peut être efficacement remplie que par l'usage des hypnotiques, qui doivent néanmoins être administrés avec prudence et petite dose dans le commencement, comme un demi-grain d'opium, et cela une, deux ou trois fois par jour, si la nécessité l'exige.

§. 102. Lorsque le cancer s'ulcère, les douleurs sont quelquefois si atroces que les malades, entièrement privés du repos et du sommeil, sont presque réduits au désespoir; ils perdent à la fin leurs forces avec l'appétit, et jusqu'au sentiment de leurs douleurs, auxquelles succèdent des langueurs et des anxiétés extrêmes, jusqu'à ce que la mort termine leur déplorable existence.

Ces symptômes, à la vérité, n'ont pas tous la même marche; ils sont plus ou moins nombreux et violens, suivant la partie qui est le siége du mal. Dans ces circonstances, il ne serait pas prudent de s'en tenir seulement aux narcotiques; leur emploi à l'intérieur, et l'application des plantes stupéfiantes et autres remèdes qu'on a tant vanté dans ces derniers temps, n'ont eu que des succès illusoires. Il y a des exemples frappans de personnes qui sont manifestement mortes de ces remèdes; et la confiance que d'autres y ont eue, les a empêchées d'avoir recours à temps à l'opération devenue impraticable par les progrès de la maladie, pendant qu'on faisait prendre le remède avec lequel on prétendait guérir. Si, au contraire, le cancer est de nature à ne pouvoir être extirpé, et que les veilles soient continues, il n'y a pas à hésiter de recourir aux préparations de l'opium, comme étant le seul remède qui puisse diminuer les souffrances du malade et lui procurer un sommeil moins agité. Tant qu'il existe, on lui rend par ce moyen la vie plus supportable.

§. 103. Ce que nous venons de dire par rapport aux indications du sommeil pendant la cure du cancer occulte ou ulcéré, peut être également appliqué à celle des tubercules calleux, des cordes squirreuses et des chancres vénériens qui attaquent les parties génitales On voit ici qu'il y a deux traitemens à faire; celui de la cause, et on le fait par les remèdes mercuriaux; le traitement du symptôme, et on le fait par le moyen des narcotiques. C'est en faisant marcher de front ces deux moyens qu'on peut dissiper l'insomnie. Pendant ce temps les tubercules sont moins ébranlés et la douleur diminue, ce qui peut empêcher que ces maladies ne dégénèrent en cancer. Parvenues à ce dernier état, les veilles continuelles sont encore plus à craindre; et l'art n'offre d'autres secours, pour en détruire la cause, que l'opération, si toutefois elle est praticable.

§. 104. *De la gangrène.* Un accident

redoutable dans les tumeurs inflammatoires, les abcès, les plaies compliquées, les brûlures, les ulcères, les hernies, c'est la gangrène sèche ou humide : ce nouvel état de maladie n'est point exempt du symptôme de l'insomnie, et il est important d'y remédier. Quoique nous ayons fait remarquer plusieurs fois que l'usage des narcotiques, internes ou externes, donnés à contre-temps pouvait faire naître la gangrène, ils ne seraient pas regardés comme suspects pour rétablir le sommeil, qui est ordinairement troublé par les accidens qui accompagnent la gangrène sèche.

§. 105. Cette indication à remplir par l'usage des narcotiques, est fondée sur ce que l'insomnie est principalement causée par la distension douloureuse des fibres nerveuses qui se dessèchent successivement; et que les nerfs, qui sont destinés pour le sentiment et pour le mouvement volontaire d'une partie, sont les derniers où la vie s'éteint dans la plupart des gangrènes sèches; car les douleurs vives qu'elles causent souvent, quand elles s'emparent d'une partie, et qui durent avec la dernière violence, même lorsque la partie est devenue froide, montrent évidemment que les esprits animaux sont violemment agités dans les nerfs ; tandis que leur mouvement est éteint ou presque éteint dans ceux qui donnent la vie et l'action aux artères. Or, il paraît que l'effet de l'opium, pris intérieurement, est d'arrêter le cours des esprits dans les nerfs destinés au sentiment et au mouvement vital, puisque le pouls devient ordinairement plus fort et plus agité après avoir avalé ce narcotique. Il paraît donc qu'il n'y a rien à risquer de rappeler le sommeil par ce moyen, sur-tout lorsque la gangrène paraît manifestement inévitable, et que les douleurs et les veilles excessives menacent de la mort.

§. 106. Cette doctrine est le résultat des observations faites par Vansvieten, Quesnay et Hecquet. Celui-ci rapporte dans ses réflexions sur l'opium, que dans une gangrène sèche qui occupait le doigt d'une main, sur laquelle elle faisait tant de progrès, et avec des douleurs si énormes que la malade ne pouvait sommeiller, et qu'il craignait pour l'amputation du poignet. Ayant employé les narcotiques à l'intérieur au moins tous les soirs, les douleurs cessèrent, le sommeil se rétablit, la plaie s'humecta et la malade fut bientôt guérie.

§. 107. SUPPOSÉ que les narcotiques aient paru suspects à quelques praticiens, ils doivent encore être préférés à l'amputation qui, dans ces cas, est inutile pour sauver la vie du malade, le vice existant dans la masse des humeurs et produisant souvent une autre gangrène au dessus de la partie qu'on vient d'amputer. Le meilleur remède dans ces cas pour s'opposer aux progrès de la gangrène sèche, et à l'insomnie qui est la suite des douleurs qu'elle produit, est le *quinquina*.

§. 108. CETTE indication (§. 105.) est bien différente lorsque la gangrène est humide : il faudrait bien se garder d'employer les narcotiques qui hâteraient les jours du malade ; il vaudrait mieux essayer de dissiper l'insomnie par les calmans (§. 61.) qui ne tiennent rien du pavot. D'ailleurs, en se confiant trop à ces différens remèdes, supposé qu'ils ne parussent pas suspects, il y aurait à craindre que le malade, épuisé par les douleurs, par les suppurations, les veilles et la diète, ne succombât dans l'opération, pour avoir trop tardé de la faire, ou peu de jours après. Le meilleur remède qu'on ait à proposer est encore le *quinquina*, il est anti-putride ; et par son effet secondaire il devient anti-spasmodique, et ramène en conséquence le sommeil.

§. 109. On a moins à redouter le danger des narcotiques pour dissiper l'insomnie qui accompagne souvent les hernies avec étranglement et menaçant de gangrène, sur-tout lorsqu'on ne les administre qu'après avoir fait précéder les saignées copieuses et les remèdes généraux ; par ces moyens l'inflammation, qui s'est formée dans la hernie, manque d'un mouvement vital qui la presse, et on enlève ainsi la cause de l'insomnie, ou bien l'on achève de la calmer par les narcotiques donnés à petite dose chaque fois, de temps à autre, jusqu'à ce qu'on obtienne quelque trêve, bien entendu qu'on ne doit point négliger les topiques et les lavemens pour faciliter la réduction, au moyen de laquelle les symptômes de l'insomnie se dissipent ; si au contraire on n'a pu l'obtenir, le seul remède qui reste est l'opération.

ARTICLE V.

Des causes accidentelles de la privation du Sommeil, communes et étrangères à la nature et au caractère des différentes maladies.

§. 110. Après avoir fait cesser l'insomnie occasionnée par l'inflammation, la fièvre, la douleur, et par les autres accidens qui surviennent dans le premier temps des maladies aiguës ou chroniques, il est assez ordinaire que dans leurs second et dernier temps les malades soient privés du sommeil par différentes causes étrangères ; ils ne peuvent alors espérer de recouvrer leur santé que lorsqu'un sommeil doux et paisible s'empare de leurs membres languissans et qu'il commence à ranimer leur vigueur ; mais si la veille dure trop long-temps, elle peut dégénérer en insomnie fatigante, opiniâtre, rebelle, et donner lieu à des accidens funestes : il est donc important de les prévenir par des moyens propres à combattre les causes de la veille.

§. 111. Assez souvent les malades ne sont privés du sommeil que parce qu'ils ont faim ou soif. On ne peut en effet se dissimuler que les impressions d'une faim trop vive ne puissent empêcher le sommeil des malades, puisqu'on voit tous les jours que plusieurs personnes en santé, et sur-tout celles qui sont encore dans la vigueur de la jeunesse, peuvent à peine clorre les yeux quand elles se couchent sans souper. L'enfant qui est à la mamelle s'éveille lorsque la digestion est finie ; il pleure, il crie pour avertir sa nourrice de lui fournir une nourriture dont il a besoin (1). Les convalescens, épuisés par d'amples saignées et par les souffrances d'une longue maladie, ne peuvent plus goûter les douceurs du repos

(1) Si le sommeil des enfans est interrompu par des convulsions et des coliques occasionnées par le lait aigri, en leur donnant des absorbans qui se chargent de l'acide, le sommeil se rétablira.

de la nuit, jusqu'à ce que leurs forces soient suffisamment réparées par une nourriture plus abondante. C'est donc par une diète moins sévère, par des alimens humectans, adoucissans, et par l'usage très-modéré du vin, qu'on peut espérer le retour du sommeil. Ils agissent comme les narcotiques et n'en ont point les dangers ; au contraire, ils rétablissent les forces de l'estomac affaibli par les boissons tièdes que la maladie a rendues nécessaires ; ils relèvent les forces et le courage.

D'un autre côté, il faut faire boire les malades lorsqu'on leur donne de la nourriture ; et lorsqu'on les fait boire sans leur donner à manger, il faut que ce soit dans le temps où l'on veut qu'ils reposent, parce que la soif empêche presque toujours le sommeil : c'est une des maximes de Celse. *Illud videndum est, ut qualia tempora cibo leguntur, talia potioni quoque, ubi sine illo datur, deligantur, aut cùm ægrum dormire cupiemus, quòd ferè sitis prohibet.* Lib. 3, sect. 4, p. 120.

§. 112. Il est encore bien important, pour les malades qui ne sont pas à la diète, de n'avoir pas l'estomac plein; rien ne trouble autant le sommeil, ne le rend inquiet, douloureux, accablant, comme une digestion pénible dans la nuit. L'abattement, la faiblesse, le dégoût, l'ennuï, des inquiétudes, l'agitation, la tête pesante en sont ordinairement la suite. En un mot, les malades ne peuvent pas jouir de ce calme profond qui forme le vrai sommeil; et cet état les fatigue excessivement et entretient souvent les causes de certaines maladies.

Ayant eu occasion de traiter beaucoup de maladies cutanées, j'ai remarqué que la cause des insomnies, qui sont quelquefois fréquentes, provenait le plus souvent de ce que les malades commettaient des erreurs dans le régime vers le soir. En effet, elles sont très-sensibles dans ces maladies; le plus petit travail de l'estomac pendant la nuit se fait appercevoir sur la partie malade, et occasionne quelquefois sur-le-champ une augmentation évidente dans l'éruption, avec des démangeaisons intolérables qui excitent la veille. Dans la cure des maladies en général, si le sommeil modéré est nécessaire, les veilles outrées sont bien pernicieuses; on doit les prévenir autant par les moyens connus que par la quantité et la qualité des alimens, puisqu'il est vrai que rien ne contribue plus efficacement à procurer un sommeil doux, tranquille, continu et qui soulage, qu'un souper léger. La diminution des accidens, la fraîcheur, l'agilité, la gaieté du lendemain en sont les suites nécessaires. *Qui benè concoxit, manè tuto surget*, dit Celse. Cette vérité est confirmée par un aph. de l'école de Salerne. *Ut sis nocte levis, sit tibi cœna brevis.*

§. 113. Si l'insomnie a pour cause un régime trop échauffant, ou l'usage des tisannes chargées de principes amers et aromatiques, qui fournissent au sang des particules trop actives, et qui soutiennent l'effort tonique des fibres, il faut suspendre ce régime et ces boissons, ou bien les émulsionner; et si cela ne suffit pas, il faut leur substituer celles qui modèrent l'action du cœur, qui ralentissent le cours du sang et calment l'activité des esprits animaux. Dans des cas semblables, les malades se trouvent bien d'avaler en se couchant un grand verre d'eau, de limonade, d'orgeat ou de petit-lait, etc. Ces mêmes remèdes peuvent convenir quand l'insomnie est le résultat des veilles immodérées et volontaires.

§. 114. Il est fort ordinaire dans les affections de longue durée, que les malades ne se plaignent du défaut de sommeil, ou d'un sommeil interrompu à raison d'un trop long séjour au lit. On a souvent rappelé le sommeil en imposant aux malades la régle de n'y rester que six heures au plus. Il y a d'autres cas où les malades doivent être éveillés de bon matin, et cependant garder le lit plus long-temps sans y dormir, parce qu'ayant le sommeil plus inquiet et plus interrompu, ils ont besoin de plus de temps pour en tirer avantage. *Ex quocumque autem morbo quis invalescit, si tardè confirmatur, vigilare primâ luce debet, nihilominùs in lecto conquiescere.* Cels., lib. 4, cap. 2.

§. 115. Si la privation du sommeil et l'insomnie sont occasionnées par l'étude ou la méditation à laquelle un malade se sera livré inconsidérément, il ne retrouvera le sommeil qu'en quittant son cabinet, qu'en oubliant ses livres, et en se livrant à la dissipation, à l'exercice modéré (1).

C'est ainsi que *Boerrave* fit dissiper des insomnies fatigantes qui avoient altéré la santé de *Vanswieten*, son disciple alors. Elles étoient la suite d'un régime austère, d'un travail pénible et forcé aux dépens de son sommeil, ce qui le jeta dans une mélancolie profonde et dans le marasme. *Boerrave* blama cet excès de travail et en ordonna la cessation; il lui prescrivit l'exercice et l'étude de la musique; il lui recommanda de faire, sur tout avant que de se mettre au lit, quelque lecture plaisante, et de se coucher aussitôt qu'il se sentiroit envie de rire. Ce régime si sagement indiqué, joint aux remèdes convenables, eut tout l'effet qu'on pouvait en

(1) C'est un moyen si puissant pour amener le sommeil naturel, qu'aucune irritation ne peut lui résister. Le balancement, le bercement du corps, le trémoussement doux et uniforme d'une voiture, est principalement bon pour endormir un malade. Par ce mouvement le cerveau s'affaisse insensiblement sur l'origine des nerfs: un sommeil naturel doux et paisible en est la suite.

attendre : en peu de temps la mélancolie disparut, et *Vansvieten* reprit l'embonpoint et le sommeil dont il était privé (1). Dans le traitement des maladies chroniques on peut imiter cet exemple que nous a donné *Boerrave*. Les narcotiques ne doivent donc être prescrits dans des cas semblables qu'avec circonspection ; il faudrait cependant les admettre, si on ne pouvait rétablir le sommeil par les moyens précédens.

§. 116. Les passions, la tristesse, le chagrin, etc. interrompent encore plus le sommeil que l'étude et la méditation. Souvent les préceptes de la morale n'ont pas assez de pouvoir pour mettre un frein à certaines passions qui consument insensiblement le feu vital qui nous anime ; c'est aux secours que l'art nous fournit à en ralentir l'action et les effets. Les bains tièdes, les boissons rafraîchissantes, la

(1) On lui a souvent entendu dire, rapporte Fouchy dans l'éloge de cet homme célèbre, qu'il devait le retour de son sommeil au théâtre italien de *Gherardi*: c'est peut-être la première et l'unique fois que cet agréable ouvrage ait été employé comme *somnifère*.

dissipation, etc. sont les seuls moyens efficaces pour ramener l'ame à cette tranquillité physique, à cette paix intérieure sans laquelle on ne peut goûter véritablement les douceurs du sommeil.

Il convient quelquefois de prescrire au malade un peu de vin à ses repas, pour égayer son imagination, dissiper les idées tristes qui se présentent sans cesse à la mémoire, et pour rappeler le sommeil que les inquiétudes ont mis en fuite.

CHAPITRE SECOND.

Des indications de la Veille dans la cure des maladies externes.

§. 117. Le sommeil immodéré, et sur-tout celui qui s'éloigne de l'état naturel, ou qui bien loin de soulager un malade le fatigue, est un accident commun à toutes les maladies, et qui est tout aussi fâcheux qu'une veille opiniâtre dont il est quelquefois la suite. Plusieurs choses peuvent donner lieu à un sommeil trop long ou contre-nature; mais ce n'est qu'après en avoir soigneusement recherché et reconnu les causes, qu'on peut appliquer les remèdes convenables pour exciter la veille.

Examinons succinctement quelles sont les causes générales et particulières d'un sommeil immodéré ou contre-nature dans les maladies aiguës et *chroniques*, pour y remédier avec efficacité; ensuite nous détaillerons celles qui sont accidentelles et indépendantes du caractère propre de ces mêmes maladies.

ARTICLE PREMIER.

Indications de la Veille dans la cure des maladies inflammatoires.

§. 118. Les tumeurs humorales inflammatoires, essentielles ou critiques, bénignes ou malignes, etc., peuvent être accompagnées d'une envie continuelle de dormir. Ce symptôme est quelquefois occasionné par la trop grande abondance de sang et d'humeurs qui distend les vaisseaux en général, et particulièrement ceux du cerveau, de sorte qu'ils perdent leur ressort et sont hors d'état de pousser les liqueurs plus loin et d'entretenir leur circulation par-tout également : d'un autre côté, l'abondance de la lymphe et de la sérosité les relâche si fort, qu'ils les reçoivent facilement sans pouvoir les chasser. Le sommeil immodéré peut encore être occasionné par un trop grand épaississement du sang, par tout ce qui l'obligera de se porter plus abondamment au cerveau, ou par des évacuations supprimées, ou des réplétions considérables : il peut se faire encore que la grande vacuité mette le cerveau dans un état d'affaissement capable de produire le sommeil; et ce dernier cas mérite d'être soigneusement distingué.

Toutes ces causes sont capables de produire ensemble ou séparément l'envie continuelle de dormir ; il est à craindre que ce sommeil ne soit suivi d'anxiété, d'élévation du pouls, de bouffissure au visage, du mal de tête, du délire, et qu'il ne dégénère en une affection comateuse.

§. 119. Si c'est la pléthore ou l'abondance du sang au cerveau qui donne lieu à l'assoupissement, la saignée est alors d'un prompt secours. Il y a des cas où l'on n'oserait saigner ; c'est lorsque la maladie qui a la *somnolence* pour symptôme, est la suite de l'affaissement (§. 118.) ; ce serait alors épuiser totalement le malade. C'est la prudence qui doit diriger dans ces cas difficiles : on examine la force du pouls et les signes plus ou moins évidens de l'engorgement du sang au cerveau.

§. 120. Si l'assoupissement reconnaît pour cause un sang épais et visqueux, ce qui est assez ordinaire chez les flegmatiques et les pituiteux, la tumeur inflammatoire qui participe presque toujours de l'œdème dans ces sortes de tempéramens, permet alors de donner les stimulans, comme les lavemens âcres et irritans, les spiritueux, les cordiaux, les céphaliques, les odeurs fortes, les sternutatoires, les frictions sèches, etc. : ces moyens sont d'autant mieux indiqués, qu'on doit soupçonner du relâchement dans les solides. Si au contraire il y avait de la chaleur, de l'éréthisme, on bannirait les stimulans, pour ne se servir que de purgatifs les plus doux. S'il y a fièvre, on en prendra l'indication que l'on combinera avec celle de l'assoupissement, afin de les remplir, en faisant attention de ne point trop donner à l'une pour ne pas nuire à l'autre.

§. 121. Si on a lieu de croire que ce soit le vice des premières voies qui produise l'assoupissement, comme cela arrive très-souvent dans les érésipèles (§. 12.), le meilleur moyen d'exciter la veille après les saignées, c'est de purger souvent; c'est même une raison de plus pour donner l'émétique, sur-tout si l'estomac n'a pas encore été évacué; et alors si l'assoupissement continue, il faut recourir aux stimulans, et quelquefois aux vésicatoires, soit aux jambes, soit à la nuque. Il faut cependant prendre garde, avant que d'employer ces derniers, si la fièvre n'est pas trop forte; car, malgré l'indication, si quelqu'autre cause s'y opposait, telle qu'une fièvre violente, il faudrait interdire l'usage des vésicatoires, dans la crainte d'augmenter l'irritation qui ne manquerait pas d'accroître l'inflammation.

ARTICLE II.

Indications de la Veille pendant la cure des contusions et des plaies en général.

§. 122. L'ASSOUPISSEMENT qui survient après les fortes contusions, les commotions et les ébranlemens violens de tout le corps, est ordinairement le résultat de la stupeur générale, d'un épanchement dans les cavités, d'un affaissement des vaisseaux, et peut-être aussi d'un engorgement de sang au cerveau sur lequel il exerce la compression. Cette disposition au sommeil contre-nature étant propre à favoriser la stagnation du sang dans les parties lésées et au cerveau, il est indispensable de le prévenir et de l'éloigner dès le principe de l'accident. Cette indication est particulièrement recommandée par *Amb. Paré*, qui rapporte à ce sujet l'observation d'un enfant tout mutilé par une voiture qui avait passé sur le travers de son corps : *Paré* eut le soin de recommander à la mère d'empêcher, le plus qu'elle pourrait, son enfant de dormir, pour le moins quatre à cinq heures, « afin, dit-il, que le sang

« ne courût pas tant aux parties intérieures
« du corps. »

§. 123. Dans cette circonstance, pour chasser le sommeil, il ne faudrait pas avoir recours aux stimulans irritans et spiritueux, ni secouer ou agiter la machine ; ce serait exactement provoquer le sommeil et tuer le malade, en augmentant ou en favorisant un épanchement. Il convient dans ce cas de faire flairer du vinaigre au blessé, de l'exciter à parler en lui faisant des questions relatives à son mal, de pratiquer les saignées et de lui faire boire quelques tasses d'une infusion un peu aromatique (§. 44.), de lui faire exécuter des mouvemens doux et légers dont il peut être susceptible, et de lui prescrire une diète exacte (§. 111.), car la plénitude de l'estomac est capable de favoriser la propension au sommeil.

§. 124. On sait que l'assoupissement qui accompagne quelquefois les contusions et les plaies de tête, est le résultat d'une commotion, d'une compression au cerveau; que celle-ci peut être occasionnée par un épanchement entre la *dure* et la *pie-mère*, par la présence d'une esquille, d'un corps étranger, ou enfin par l'inflammation des méninges et de la contusion au péricrâne (1). Dans ce dernier cas, l'assoupissement du blessé n'est pas aussi profond que lorsqu'il est occasionné par un corps étranger ou par un épanchement, puisque le malade se réveille quand on lui touche quelque endroit de la tête, et sur-tout celui qui a été frappé. Ce signe certain est important à savoir, puisqu'après s'en être assuré on peut faire cesser le sommeil par une simple incision du péricrâne, pour le débrider ; au lieu que dans le cas précédent il faut nécessairement extraire les corps étrangers ou faire l'opération du trépan pour évacuer l'épanchement qui a donné lieu au sommeil contre-nature, car il n'y a aucune espèce de stimulant qui puisse causer le réveil ; c'est même la pratique la plus sûre, la plus suivie et la mieux établie par l'expérience.

---

(1) *Somnus, si naturæ convenientem modum excesserit, calvaria fracta, malum signum est et causa : indicat enim cerebrum frigidâ temperie laborare.* André de la Croix, *chirurg. de capit. vulnerib.*

§. 126. Si le sommeil est l'effet de la commotion du cerveau, et s'il survient peu de temps après le coup reçu, on ne peut affirmer qu'il y ait épanchement, c'est plutôt un effet de la stupeur et d'un engorgement ; ou si le sommeil provient de quelques-unes des causes de la léthargie, qui est quelquefois la suite d'une commotion, il convient, en attendant qu'on ait reconnu la véritable cause, et qu'on se soit déterminé à l'opération du trépan, si elle est jugée douteuse, de mettre en usage tous les stimulans internes ou externes, propres à exciter ou à soutenir la veille.

§. 127. Ainsi on doit dès le commencement exposer les blessés au grand jour, et ne pas les enfermer sous des rideaux, comme on a trop coutume de le faire. Ce moyen, quoique simple et trop souvent négligé, n'est pas à mépriser. Les malades ne doivent pas être couchés horizontalement ; cette situation augmente la pente qu'on a au sommeil (§. 29.) ; le sang se porte avec plus de difficulté à la tête, lorsqu'on est dans la situation verticale : d'ailleurs cette posture étant plus gênante pour des malades endormis et engourdis, elle leur servira comme d'un aiguillon (§. 44.) pour les rappeler à la veille.

§. 127. Les infusions aromatiques et légérement stimulantes prises par la bouche ou données en lavement, peuvent aussi exciter la veille. On peut encore employer les corps âcres qui irritent le palais et la langue, pour donner plus de ton aux nerfs. Ceux de l'odorat forment la première paire, et il semble que ce soit eux qu'il faille attaquer d'abord. Leur irritation a un grand pouvoir pour remuer toute l'économie animale. Les nerfs acoustiques ébranlés donnent aussi du jeu à tous les autres nerfs. On a vu plusieurs fois le bruit réveiller les léthargiques. Enfin l'eau froide jetée au visage occasionne encore une sensation subite qui réveille. Les ventouses, les sinapismes, les vésicatoires sont propres à exciter la veille.

Mais une chose essentielle que nous croyons devoir recommander, c'est de ne pas se presser dans l'administration de tous ces moyens, et de mettre de l'ordre dans l'emploi qu'on en veut faire, il en résulterait une confusion préjudiciable à l'état du malade.

§. 128. Il survient quelquefois aux malades des nausées qui les réveillent pour un instant, et l'on croirait qu'il faut satisfaire à cette indication. Qu'on ne s'y méprenne pas : ces nausées sont symptômatiques et dépendent de l'affection du cerveau ; administrer un émétique dans ces cas, ce serait donner la mort. S'il arrive que le tartre stibié produise de bons effets dans des accidens à-peu-près semblables, c'est que la stupeur dans laquelle se trouve la machine, a tellement émoussé l'action de ce médicament, que cessant d'être *émétique*, il ne peut plus produire qu'un effet purgatif.

§. 129. Les plaies de tête qui ont eu pour symptôme l'assoupissement, sont quelquefois suivies (même après leur guérison), d'une disposition à la paralysie et d'une sorte de stupidité qui donnent de la pente au sommeil. Si les blessés s'y livrent trop, il peut en résulter des accidens consécutifs très-fâcheux : ce sont les circonstances qui doivent déterminer l'usage combiné des stimulans avec les autres remèdes internes, pour exciter ou soutenir la veille.

ARTICLE III.

Indications de la Veille pendant la cure des maladies chroniques.

§. 130. *Les écrouelles.* LA cause formelle des tumeurs scrophuleuses paraît dépendre de la laxité et de la faiblesse des solides, d'une viscosité des humeurs séreuses et lymphatiques qui embarrassent les glandes. Cet état dispose à la vie sédentaire, à l'inaction, au repos, et par conséquent à une propension au sommeil, dont l'effet est d'épaissir les humeurs, de retarder les secrétions, de contribuer au défaut d'émathose ou sanguification, et de faire croupir davantage la lymphe dans ses propres vaisseaux ou dans ses glandes, etc.

§. 131. L'INDICATION principale dans la cure de cette maladie consistant à diviser, à atténuer la lymphe grossière et vicieuse, il est facile d'appercevoir que la nature a besoin alors d'un aiguillon comme celui de la veille (conjointement avec les autres remèdes propres à la maladie), dont l'effet est de rendre le ressort des vaisseaux plus libre, plus capable d'agir sur les liqueurs ralenties et d'en accélérer le mouvement progressif.

§. 132. Il est d'autant plus nécessaire de soutenir la veille pendant le jour, que la nature retombe facilement dans sa faiblesse naturelle, dans la nonchalance et dans la disposition qu'elle a au sommeil; mais il est facile d'éloigner celui-ci par le mouvement, par la dissipation, par les amusemens et la gaieté qu'on doit inspirer aux malades. Les boissons légérement stimulantes et aromatiques, et quelques cuillerées de café après les repas, sont encore propres à seconder ces indications, si toutefois la tumeur écrouelleuse n'est pas disposée au caractère inflammatoire. En général, la dose du sommeil doit être fort modérée et réglée, eu égard à l'âge, au besoin naturel de chaque individu.

§. 133. *L'œdème.* La propension au

sommeil est un symptôme assez ordinaire aux malades attaqués de l'œdème; et quand on en voit qui sont enclins au sommeil, on peut assurer que cet état a pour cause une surabondance de sérosité épaisse, visqueuse, qui bouche et empâte les vaisseaux secrétoires et tend à supprimer les secrétions. Tout cela dépend encore du relâchement des fibres, du défaut de leurs oscillations, de l'épaississement des humeurs, de la lenteur du mouvement progressif des fluides, etc. : les malades sont alors pesans, comme absorbés et dans un assoupissement presque continuel, qui ne peut qu'augmenter les causes de la maladie.

§. 134. La veille est donc bien indiquée, puisqu'on a pour but de donner du ressort aux solides et de rétablir la circulation des fluides. C'est dans cette vue qu'on prescrit à l'intérieur les apéritifs chauds et même un peu irritans, les purgatifs hydragogues, pour corriger le vice général de l'œdème, et de réveiller les oscillations des fibres. Tous ces remèdes ne suffiraient pas pour disposer les malades à la veille, si on ne prévenait le retour du sommeil immodéré par les agens extérieurs, par les frictions sèches, par un lit dur, par la diète, l'usage modéré du vin et autres boissons actives, telles que le café. Je puis assurer avec sincérité, que j'ai vu des effets très-heureux de l'usage de cette boisson, dans une affection *somnolente*, le malade ayant été évacué suffisamment : celui-ci portait une hydrocèle accompagnée d'œdème, il était d'un tempérament pituiteux et menait depuis long-temps une vie sédentaire.

§. 135. Rien n'approche plus de la ressemblance des œdèmes, que les tumeurs aqueuses, telles que l'hydropisie des articulations, l'hydrocèle par infiltration ou par épanchement : ces maladies étant essentielles ou symptômatiques, les indications de la veille sont à-peu-près semblables, et on doit y satisfaire par les mêmes moyens. Nous en disons autant de l'emphysème universel ou particulier et de cause interne, puisqu'il est le plus souvent précédé de l'œdème.

§. 136. *Le rachitis.* En recherchant

les causes de la propension au sommeil qui accompagne quelquefois cette maladie de langueur ou cacochimie, on les trouve dans la disposition actuelle du sujet qui en est attaqué. Il y a faiblesse, relâchement et flaccidité dans les parties solides; aussi ces malades sont-ils affaiblis et presqu'épuisés de forces; ils perdent leur gaieté ordinaire; ils paraissent plus graves et plus composés que ne le comporte leur âge; le mouvement leur répugne; ils sont disposés à la paresse, à la nonchalance et par conséquent au sommeil. Ce penchant au sommeil sera d'autant plus grand, que l'on aura fait un trop grand usage des narcotiques dès la plus tendre enfance du malade (§. 16.), pour l'empêcher de crier, de pleurer et pour le faire dormir, qu'on l'aura laissé trop long-temps dans la chaleur immodérée du lit, et qu'il aura abusé d'un régime visqueux, humectant, etc.

§. 137. Le sommeil immodéré, comme l'on voit, est donc très nuisible à la cure de cette maladie. Cette partie de régime doit être dirigée de façon que l'enfant veille au moins autant qu'il dort; il convient aussi que son lit soit dur, parce qu'il favorise moins le sommeil. On conseille dans ces cas de ne coucher l'enfant que sur une simple paillasse remplie de paille d'avoine et de quelques herbes aromatiques.

§. 138. Ces sortes de malades ne sont pas plutôt éveillés le matin, qu'ils ont envie de dormir encore; il est cependant bien important d'empêcher ce nouveau sommeil, nuisible à bien des égards. Un moyen efficace que j'ai conseillé plusieurs fois avec succès pour des enfans rachitiques; c'est, au moment du réveil, de leur chatouiller le corps, et sur-tout la plante des pieds; rien n'est plus propre à s'opposer au retour du sommeil, et à exciter des mouvemens et des émotions considérables qui deviennent utiles à la cure de cette maladie: on en sent bien les raisons physiques. Enfin le bain froid, les boissons aromatiques, les martiaux, l'usage modéré du café, etc. sont propres à remplir, non-seulement l'indication de la veille, mais encore pour donner du ressort aux solides relâchés.

§. 139. Il y a encore beaucoup d'autres maladies qui ont du rapport avec celles dont il a été fait mention jusqu'ici, et où les indications de la veille sont également importantes à remplir ; par exemple, dans la paralysie locale ou universelle, dans l'atrophie des membres, et dans toutes celles où le cours du sang, de la lymphe et des esprits vitaux est gêné, suspendu ou arrêté, soit par obstruction des liquides, soit par faiblesse et relâchement des solides, etc. Il est aisé de voir que dans ces différens cas, l'indication principale est d'exciter le jeu des fonctions vitales et animales par la veille, et que tantôt il faut avoir recours aux saignées révulsives, ou aux stimulans internes ou externes, tantôt aux remèdes pris intérieurement, et à tous les moyens capables de réveiller l'oscillation des fibres, de distraire, de dissiper, d'égayer un malade, et de le faire sortir de la nonchalance et de la propension au sommeil.

§. 140. Dans le traitement de la vérole, lorsque pour des raisons particulières on se propose d'exciter la salivation, et dès qu'elle commence à paraître, le gonflement de la langue, des joues, des amygdales, qui est inévitable, la tête pesante et l'engorgement de toutes ces parties donnent alors du penchant au sommeil. Si le malade s'y laisse aller entièrement, le cours de la salive s'interrompt, le malaise, les inquiétudes et autres symptômes surviennent.

§. 141. Pour prévenir ces accidens qui résultent de la suspension ou de la suppression de la salive, il est important de ne pas laisser dormir le malade longtemps de suite; car plus il résistera au sommeil, moins le gonflement des parties de la bouche sera considérable. On doit donc faire situer le malade dans un fauteuil ou dans son lit, de manière que la salive puisse couler d'elle-même, c'est-à-dire par son propre poids. On lui permettra de dormir une heure ou deux seulement, ensuite on l'éveillera et on le fera promener quelque temps pour laisser rétablir le cours de la salivation; et en le faisant passer ainsi alternativement de la veille au sommeil, et du sommeil à la veille, on trouvera le moyen, pendant les vingt-quatre heures, de satisfaire au besoin qu'il a de dormir, sans donner lieu au gonflement de la bouche d'augmenter avec excès. Mais comme le temps de la salivation est souvent accompagné de circonstances fâcheuses et ennuyeuses pour le malade, et qu'il peut, malgré lui, s'écarter des règles qu'on lui a prescrites pour la durée de son sommeil, il est plus prudent de laisser auprès de lui quelqu'un d'intelligent pour veiller à son état, et l'empêcher de dormir trop longtemps ou dans une mauvaise situation, et enfin pour lui épargner le désagrément de la solitude dans le moment où il ne doit pas se livrer au sommeil. Le temps de la salivation étant passé, rarement le sommeil manque après cette crise ; le malade doit alors se régler à cet égard suivant le vœu de la nature (§. 16.).

ARTICLE IV.

Des causes accidentelles du Sommeil contre-nature dans les maladies, et des moyens d'y remédier.

§. 142. Le sommeil contre-nature peut encore être occasionné par des causes accidentelles pendant le traitement des tumeurs, des plaies, des ulcères, des fractures et des luxations. Tel est l'effet de la dessication inconsidérée d'une plaie, d'un ulcère, d'un séton, des dartres, de la gale, d'un flux hémorroïdal, de l'ischurie ou de la suppression entière des urines, de la cessation de la goutte, etc. etc. Dans ces différens cas, l'indication principale, outre l'usage des stimulans internes ou externes, est de rappeler l'humeur morbifique au dehors, soit par les saignées, ou l'application des sangsues, ou des ventouses scarifiées, par les sinapismes, les vésicatoires à la nuque ou aux jambes; soit par les émétiques, les purgatifs et les lavemens irritans, et enfin par tous les remèdes propres à détourner l'humeur morbifique qui s'est portée au cerveau, et de rétablir toutes les autres évacuations naturelles si elles étaient supprimées.

§. 143. Lorsque pour faire cesser une insomnie opiniâtre, on a donné les narcotiques à trop forte dose, il en résulte quelquefois un assoupissement profond qui conduirait peut être le malade à une mort prématurée, si on ne faisait prendre à temps des remèdes capables de diminuer l'activité du *poison* et d'en corriger les effets. Les stimulans de tous les genres sont ici d'un grand secours; une boisson abondante qui contient du sel de nitre et du jus de limon, l'odeur seule du vinaigre produisent encore de bons effets. Il est même à propos dans des cas pressans où l'on craint de n'avoir pas assez de temps pour faire prendre la quantité de boisson nécessaire et empêcher les effets funestes des narcotiques, d'avoir recours à la saignée et aux vomitifs.

§. 144. Les affections soporeuses qui surviennent au milieu du traitement d'une maladie, soit aiguë, soit chronique, peuvent encore être l'effet d'une méditation profonde, d'inquiétudes fâcheuses et sans relâche, d'une tristesse sourde capable de diminuer l'énergie du cerveau, ou de ces chagrins violens qui sont suivis de l'affaissement de tout le système nerveux. Dans ces circonstances, il faut soutenir ou exciter la veille par les stimulans un peu irritans, par les boissons aromatiques et l'usage du café, par le changement d'air et le mouvement. Si le malade ne peut s'y livrer, la dissipation et la conversation sont également propres à éloigner les idées de peine, de chagrin, d'inquiétudes et à maintenir la veille. Il doit aussi de son côté bannir toute application forte de l'esprit, s'abandonner à la gaieté et fuir l'oisiveté; c'est le moyen d'éloigner davantage l'affection soporeuse.

Terminons cet article par quelques régles de pratique sur l'utilité du sommeil ou de la veille après la saignée ou les purgations.

§. 143. On peut défendre ou permettre aux malades de dormir immédiatement après la saignée suivant les circonstances où ils se trouvent. Si la saignée n'est que de précaution, ou si on l'a faite à l'occasion d'une maladie inflammatoire, en général il vaut mieux tenir le malade éveillé par une conversation agréable, que de lui permettre de se livrer au sommeil. Il ramène la distension des vaisseaux, qu'on a eu intention de diminuer par la saignée. En général le sommeil est nuisible quand il est avantageux de saigner, et ce n'est pas sans raison que les praticiens cherchent à le dissiper après cette opération, car il arrive souvent que certains malades perdent par le sommeil toute l'utilité qu'ils auraient retirée de la saignée, s'ils s'en fussent abstenus.

§. 146. Le sommeil doit être interdit aux malades après avoir pris un purgatif doux et léger, dans la crainte que son action ne soit diminuée par l'espèce d'inertie et d'insensibilité que le sommeil procure à l'estomac et aux intestins. Si au contraire le purgatif est violent, on doit permettre le sommeil et même le recommander, afin de modérer en partie la trop grande activité du purgatif. Il y a même des circonstances où il est à propos de joindre les hypnotiques aux purgatifs; ainsi q'aux vomitifs, pour qu'ils agissent avec moins de violence et plus de lenteur, sans les empêcher de produire des évacuations. Il est même assez ordinaire de prescrire aux personnes délicates, le soir de leur purgation, un gros de thériaque pour calmer l'effet du purgatif et procurer un sommeil doux, tranquille et bienfaisant.

TABLE

DES

MATIERES CONTENUES DANS CE VOLUME.

INtroduction au Mémoire sur les Effets du Sommeil et de la Veille dans le traitement des maladies externes. . . . . page 1

PREMIERE PARTIE.

CHAPITRE Ier. *Des effets du Sommeil.* . 5

De la durée du Sommeil, et du temps qui lui est propre. 16

Des précautions nécessaires pour jouir d'un Sommeil tranquille. 24

CHAPITRE SECOND. *Des effets de la Veille*, 30

SECONDE PARTIE.

Exposé des indications suivant lesquelles on doit prescrire l'usage du Sommeil et de la Veille dans la cure des maladies externes. 41

CHAPITRE Ier. *Des indications du Sommeil dans la cure des maladies inflammatoires.* . . 43

Indications particulières, par rapport au Sommeil, dans la cure de quelques maladies aiguës, telles que l'ophtalmie, le panaris, la gonorrhée et autres maladies vénériennes, etc. etc. 58 et suiv.

Indications particulières du Sommeil pendant la cure des plaies et des fractures . . page 71

Idem, *relativement aux opérations chirurgicales*, 86

Indications du Sommeil pendant la cure des ulcères, 90

Des causes accidentelles de la privation du Sommeil, communes et étrangères à la nature et au caractère des différentes maladies. 102

CHAPITRE SECOND. *Des indications de la Veille dans la cure des maladies externes.* . . . 110

Indications de la Veille dans la cure des maladies inflammatoires. 111

Indications de la Veille pendant la cure des contusions et des plaies en général. 115

Indications de la Veille pendant la cure des maladies chroniques. 121

Des causes accidentelles du Sommeil contre-nature dans les maladies, et des moyens d'y remédier, 130

Fin de la Table.

www.ingramcontent.com/pod-product-compliance
Ingram Content Group UK Ltd.
Pitfield, Milton Keynes, MK11 3LW, UK
UKHW020315180726
13839UKWH00001B/472